Selbstgemachtes Gemüse-Einmachen wie zu Omas Zeiten

Einleitung

1.1 Warum Gemüse einmachen?

1.2 Tradition des Einmachens

1.3 Vorteile des selbstgemachten Einmachens

Grundlagen des Einmachens

2.1 Die richtigen Einmachgläser

2.2 Vorbereitung der Gläser und Deckel

2.4 Wichtige Hygiene-Tipps

Klassisches eingelegtes Gemüse

3.1 Essiggurken nach Omas Art

3.2 Omas Senfgurken

3.4 Eingelegte Rote Bete

3.5 Knackige Mixed-Pickles

3.6 Traditionelle saure Bohnen

3.7 Eingelegte Zuccinisticks

3.7.1 süß- saure Zwiebel

3.8 Eingelegter Silberzwiebel

3.9. eingelegte Chili und Pfefferoni

Gemüse in Öl einlegen

4.1 Öl eingelegte getrocknete Tomaten

4.2 Paprika in Öl konservieren

4.3 Zucchinistreifen in Kräuteröl

4.4 Auberginen in Olivenöl

4.5 Eingelegte Cherrytomaten

4.6 Eingelegte Knoblauchzehen

4.7 eingelegte Chilli und Pfefferoni

Fermentiertes Gemüse

5.1 Sauerkraut nach Omas Rezept

5.2 Knusprige saure Gurken

5.3 Rote Beete Kimchi

5.4 Klassisches eingelegtes Kimchi

5.5 fermentierte Chilis o. Pfefferoni

Verschiedene Salate

6.1 Rotkrautsalat

6.2 Bunter eingelegter Gemüsesalat

6.3 Krautsalat mit Kümmel

6.4 Eingelegter Radieschen Salat

6.5 Puszta Salat

6.6 Paprikasalat

6.7 Karottensalat

6.8 eingelegter saurer Karfiol

Selbstgemachter Ketchup

7.1 Traditioneller Tomatenketchup

7.2 Würziger Curry-Ketchup

7.3 Pikantes Paprika-Ketchup

7.4 scharfe Chilipaste

Eingemachte Tomatensauce

8.1 Einfache Tomatensauce für Pasta

8.2 Würzige Pizza-Sauce im Glas

8.3 Traditionelle Tomatensauce

8.4 Letscho im Glas

Kräuteröle

10.1Basilikumöl

10.2 Knoblauchöl

10.3Rosmarinöl

10.4 Zitronen- Thymian Öl

10.5chili-öl

Pestos

11.1 Pilz Pesto

11.2Kräuterpesto

11.3 Auberginen Pesto

11.4 Bärlauch Pesto

11.5Knoblauchpesto

11.6 Petersilien Pesto

11.7Rucolapesto

11.8Wildkräuterpesto

11.9 Pesto aus Kohlrabi oder Karottengrün

12.0 Rote Beete Pesto

Gewürzmischungen

12.1Mediterane Kräutermischung

12.2 Zitronen-Pfeffergewürz

12.3 Bruschetta- Gewürz

12.4 Suppepulver

Chutneys

13.1 Kürbis Chutneys

13.2 Rote Rüben-Chutney

13.3 Zwiebel Chutney

13.4 Chilisenf-Chutney

13.5 Zucchini- Chutney

Kräutermischungen

14.1 Mediterrane Kräutermischung

14.2 Zitronen- Pfeffer Gewürz

14.3 Bruschetta-Gewürz

14.4 Suppengewürz

Abschluss

9.1 Lagerung und Haltbarkeit

9.2 Kreative Etikettierung

<u>**Vorwort**</u>

<u>"Selbstgemachtes Gemüse-Einmachen wie zu Omas Zeiten"</u>

Entdecken Sie die wunderbare Welt des Einmachens von Gemüse, wie es unsere Großmütter einst praktizierten. In diesem nostalgischen Kochbuch werden traditionelle Konservierungstechniken und köstliche Rezepte aus vergangenen Zeiten wiederbelebt, um das Aroma und den Geschmack des Gartens das ganze Jahr über zu bewahren.

Schritt für Schritt führt Sie dieses Buch durch die Grundlagen des Einmachens, vom richtigen Umgang mit Einmachgläsern bis hin zu wichtigen Hygiene-Tipps. Lassen Sie sich von Klassikern wie knusprigen Essiggurken, eingelegten Roten Beten und sauren Bohnen verführen, die Ihren Gaumen mit jedem Bissen verzaubern werden.

Tauchen Sie ein in die Kunst des Einlegens von Gemüse in hochwertigem Olivenöl und lernen Sie, wie Sie sonnengereifte Tomaten und bunte Paprika auf einzigartige Weise konservieren können.

Nehmen Sie teil an der Renaissance des fermentierten Gemüses und erleben Sie den unverwechselbaren Geschmack von selbstgemachtem Sauerkraut und knackigen sauren Gurken. Die Reise führt Sie weiter zu exotischen Chutneys und Relishes, die Ihren Mahlzeiten eine vielseitige und pikante Note verleihen.

Entdecken Sie darüber hinaus, wie Sie Ihre Lieblingssalate und herzhafte Tomatensauce in Einmachgläsern konservieren können, um das volle Aroma und die Frische zu bewahren.

Mit Liebe zum Detail zeigt Ihnen dieses Buch, wie Sie Ihre köstlichen Kreationen in Einmachgläsern lagern und mit individuellen Etiketten versehen können.

Erleben Sie die Freude, die es bereitet, Gemüse in seiner reinsten Form zu genießen – ohne Konservierungsstoffe und Zusätze. "Selbstgemachtes Gemüse-Einmachen wie zu Omas Zeiten" lädt Sie ein, das kulinarische Erbe unserer Vorfahren zu entdecken und die Schätze des Gartens das ganze Jahr über zu kosten.

Bringen Sie die Vergangenheit in Ihre Küche und erfreuen Sie sich an den Aromen vergangener Tage – das perfekte Buch für alle, die das Einmachen von Gemüse neu entdecken oder in althergebrachten Traditionen schwelgen möchten.

Warum Gemüse einmachen?

Das Einmachen von Gemüse ist nicht nur eine schöne Tradition, sondern auch eine moderne und coole Art, die leckeren Geschmacksrichtungen des Sommers das ganze Jahr über zu genießen. Wenn du Gemüse selbst einmachst, bewahrst du die Frische und Qualität deiner Ernte und kannst dir sicher sein, dass keine Zusatzstoffe oder Konservierungsmittel enthalten sind.

Es ist eine nachhaltige und umweltbewusste Art, Lebensmittel zu konservieren und weniger Verpackungsmüll zu produzieren. Außerdem ermöglicht es dir, saisonales Gemüse in großen Mengen zu verarbeiten und deine Vorratskammer zu füllen, was dir Zeit und Geld spart.

Das Beste daran ist, dass du kreativ sein kannst! Experimentiere mit Gewürzen und Kräutern, um einzigartige Geschmackskombinationen zu entdecken und deine Gerichte aufzupeppen.

Selbstgemachtes eingelegtes Gemüse ist nicht nur gesund und nährstoffreich, sondern es schmeckt auch viel besser als die gekauften Varianten. Und es ist ein tolles Geschenk für deine Lieben - es zeigt ihnen, wie sehr du sie schätzt und lässt sie an deinem kulinarischen Talent teilhaben.

Also, warum nicht in die wunderbare Welt des Gemüse-Einmachens eintauchen? Es verbindet dich mit der Tradition deiner Vorfahren und macht deine Küche zu einem Ort voller Liebe und Genuss. Probiere es aus und genieße die Früchte deiner Arbeit, wann immer du Lust auf frisches Gemüse hast!

Die Tradition des Einmachens: Ein Geschmack von gestern, heute und morgen!

Das Einmachen von Gemüse ist eine alte Kunst, die sich seit Generationen bewährt hat und uns eine Verbindung zu unseren Vorfahren schenkt. Unsere Großmütter haben diese liebevolle Tradition weitergegeben, und heute erlebt sie eine moderne Renaissance in unseren Küchen.

Früher war das Einmachen eine Notwendigkeit, um die Erntezeiten zu verlängern und den Geschmack des Sommers das ganze Jahr über zu bewahren. Es war ein Akt der Voraussicht und Sorgfalt, um für harte Zeiten vorzusorgen und den Speiseplan auch im Winter mit köstlichen Leckereien zu bereichern.

Heute entdecken immer mehr Menschen die Freude am Selbermachen und der bewussten Ernährung. Das Einmachen ermöglicht uns, saisonales Gemüse in seiner besten Form einzufangen und den Geschmack frischer Zutaten zu bewahren – ohne künstliche Zusätze oder Geschmacksverstärker.

Es ist auch eine Möglichkeit, nachhaltiger zu leben und unseren ökologischen Fußabdruck zu reduzieren. Indem wir Gemüse selbst einmachen, verringern wir den Verpackungsmüll und die Abhängigkeit von importierten Lebensmitteln.

Das Einmachen gibt uns die Freiheit, kreativ zu sein und unsere eigenen Geschmackskombinationen zu kreieren. Es ist ein kulinarisches Abenteuer, bei dem wir mit Gewürzen, Kräutern und Aromen experimentieren können, um einzigartige Rezepte zu erschaffen.

So wird die Tradition des Einmachens zu einem lebendigen Teil unserer modernen Küche. Sie verbindet uns mit unserer Vergangenheit, während sie uns gleichzeitig neue kulinarische Horizonte eröffnet.

Also, lass uns gemeinsam in die Welt des Einmachens eintauchen, den Geschmack von gestern mit dem modernen Charme von heute verbinden und uns auf eine köstliche Reise in die Zukunft begeben – voller Genuss, Kreativität und Nachhaltigkeit!

Die wunderbaren Vorteile des selber Einmachens!

Du liebst es, frische Zutaten zu verwenden und den puren Geschmack von Obst und Gemüse zu schätzen? Dann ist das Einmachen genau dein Ding! Mit dieser coolen Technik fängst du die Frische der Saison ein und kannst sie das ganze Jahr über genießen.

Das Beste daran? Du entscheidest selbst, was in deine Leckereien kommt. Keine künstlichen Zusätze oder seltsamen Konservierungsstoffe! Einfach nur frischer Geschmack, wie er sein soll.

Du willst umweltbewusster leben? Mit dem Einmachen reduzierst du Lebensmittelverschwendung und sparst Verpackungsmüll. Das schmeckt nicht nur gut, sondern tut auch der Umwelt gut.

Sag Tschüss zur Saisonalität! Mit selbst eingemachten Leckereien bist du unabhängig von der Jahreszeit. Du kannst dir dein Lieblingsgemüse und Obst immer auf den Teller zaubern – egal ob Sommer oder Winter.

Morgens in der Küche stehen und lange kochen? Nicht mit dem Einmachen! Du hast schon vorgekochte Mahlzeiten parat oder Eingemachtes? Dann hast du mehr Zeit für andere Dinge – wie chillen oder neue Rezepte ausprobieren.

Du bist der Boss der Geschmackskreationen! Würze und süße deine Lebensmittel so, wie du es liebst. So werden deine Gerichte zu individuellen Meisterwerken, die jeden Gaumen begeistern.

Gesunde Ernährung leicht gemacht! Selbst eingemachte Lebensmittel haben weniger Salz, Zucker und andere fiese Stoffe. Also gib deiner Gesundheit einen Boost und behalte die Kontrolle über deine Zutaten.

Überrasche deine Lieben mit Geschenken aus der Küche! Selbst eingemachte Leckereien sind tolle Präsente, die von Herzen kommen. Teile deine kulinarische Liebe und zaubere ein Lächeln ins Gesicht deiner Freunde und Familie.

Lass deine Kreativität sprudeln! Experimentiere mit neuen Geschmacksrichtungen und kreiere einzigartige Rezepte, die deine Geschmacksnerven tanzen lassen. Beim Einmachen gibt es keine Grenzen für deine Fantasie!

Grundlagen

Die richtigen Einmachgläser: Die Hüter der Frische!

Wenn es um das Einmachen von Lebensmitteln geht, sind die richtigen Einmachgläser unerlässlich. Diese treuen Hüter der Frische sorgen dafür, dass deine Leckereien sicher und länger haltbar bleiben. Hier sind einige Tipps, worauf du bei der Auswahl deiner Einmachgläser achten solltest:

1. **Qualität zählt:** Achte auf hochwertige Gläser, die speziell für das Einmachen geeignet sind. Diese Gläser sind in der Regel robust und können Temperaturenunterschiede beim Einkochen problemlos aushalten.

2. **Größe und Form:** Wähle die Größe und Form der Einmachgläser je nach Bedarf und den zu konservierenden Lebensmitteln. Kleine Gläser eignen sich gut für Gewürze und Chutneys, während größere Gläser für Obst und Gemüse ideal sind.

3. **Verschlussmechanismus:** Einmachgläser mit Bügelverschluss oder Schraubdeckel sind einfach zu handhaben und halten die Luft und Bakterien fern. Dadurch wird die Haltbarkeit deiner eingemachten Köstlichkeiten verlängert.

4. **Auslaufsicherheit:** Achte darauf, dass die Einmachgläser auslaufsicher sind, um das Eindringen von Luft und Feuchtigkeit zu verhindern. Ein guter Verschlussmechanismus sorgt dafür, dass deine Leckereien länger frisch bleiben.

5. **Glas oder Kunststoff:** Glasgläser sind die klassische Wahl für das Einmachen, da sie geschmacksneutral sind und keine Chemikalien abgeben. Kunststoffgläser können jedoch praktisch sein, wenn du deine Leckereien einfrieren möchtest.

6. **Wiederverwendbarkeit:** Achte darauf, dass die Einmachgläser wiederverwendbar sind, um Abfall zu vermeiden und die Umwelt zu schonen. Spüle die Gläser nach dem Verbrauch gründlich aus und sterilisiere sie für die nächste Runde des Einmachens.

7. **Transparenz:** Durch transparente Gläser kannst du den Inhalt leicht erkennen, ohne die Gläser öffnen zu müssen. Das ist besonders praktisch, wenn du verschiedene Leckereien eingemacht hast und schnell das Richtige finden möchtest.

8. **Etikettierung:** Vergiss nicht, deine Einmachgläser zu beschriften! Eine klare Etikettierung mit Inhalt und Datum hilft dir, den Überblick zu behalten und die Frische deiner Köstlichkeiten zu gewährleisten.

Die Wahl der richtigen Einmachgläser ist der erste Schritt auf deiner Reise des Einmachens. Wenn du auf Qualität, Verschlussmechanismus und Wiederverwendbarkeit achtest, wirst du deine Früchte, Gemüse und Gewürze sicher und stilvoll konservieren können. So bewahrst du den Geschmack des Sommers und zauberst das ganze Jahr über frische Köstlichkeiten auf den Teller!

Die Vorbereitung von Gläsern und Deckeln fürs Einmachen:Sorgfältige Reinigung: Spüle die Einmachgläser gründlich mit heißem Wasser und Spülmittel aus, um Schmutz und Fett zu entfernen. Achte besonders auf die Ecken und Ränder der Gläser.

2. **Sterilisation:** Um sicherzustellen, dass die Gläser frei von Keimen sind, sterilisiere sie entweder in kochendem Wasser oder im Backofen. Im kochenden Wasser sollten die Gläser etwa 10 Minuten lang kochen, während sie im Backofen bei 120°C für 10-15 Minuten sterilisiert werden können.

3. **Deckel prüfen:** Überprüfe die Gummidichtungen der Deckel auf Risse oder Verschleiß. Beschädigte Dichtungen sollten ausgetauscht werden, um ein sicheres Verschließen der Gläser zu gewährleisten.

4. **Heiß abfüllen:** Fülle die heiße Einmachmasse in die vorbereiteten Gläser. Achte darauf, dass du dabei nicht über den Rand der Gläser schüttest, um eine saubere Versiegelung zu gewährleisten.

5. **Verschlussmechanismus:** Befestige die sauberen Deckel fest auf den Gläsern. Beim Bügelverschluss sollten die Bügel ordentlich und gleichmäßig geschlossen sein, und Schraubdeckel sollten fest angezogen werden.

6. **Abkühlen lassen:** Lasse die befüllten und verschlossenen Gläser langsam abkühlen, am besten auf einem Holzbrett oder Handtuch. Dadurch vermeidest du ein plötzliches Platzen durch Temperaturunterschiede.

Die sorgfältige Vorbereitung von Gläsern und Deckeln ist entscheidend für eine erfolgreiche und sichere Konservierung deiner Leckereien. Indem du auf Hygiene und Sterilität achtest, kannst du sicher sein, dass deine eingemachten Köstlichkeiten lange frisch und genießbar bleiben. Jetzt bist du bereit für dein Einmach-Abenteuer!

Hygienetipps für das Einmachen von Lebensmitteln:

1. **Saubere Arbeitsflächen:** Stelle sicher, dass deine Arbeitsflächen, Utensilien und Hände vor dem Einmachen gründlich gereinigt sind. Verwende warmes Wasser und Seife, um mögliche Keime zu entfernen.

2. **Früchte und Gemüse waschen:** Wasche die zu einmachenden Früchte und Gemüse gründlich unter fließendem Wasser ab. Entferne Schmutz, Sand und eventuelle Pestizidrückstände. Verwende gegebenenfalls eine Gemüsebürste.

3. **Geschirr sterilisieren:** Die Einmachgläser, Deckel und Utensilien sollten vor dem Gebrauch sterilisiert werden. Entweder im kochenden Wasser für etwa 10 Minuten oder im Backofen bei 120°C für 10-15 Minuten.

4. **Keine beschädigten Gläser:** Achte darauf, dass die Gläser und Deckel keine Risse, Abplatzungen oder Beschädigungen aufweisen. Beschädigte Gläser könnten die Haltbarkeit der Lebensmittel beeinträchtigen.

5. **Zeitnahes Einmachen:** Verarbeite die Lebensmittel möglichst zeitnah nach der Ernte oder dem Einkauf. Frisches Obst und Gemüse sind ideal, um den bestmöglichen Geschmack und die Nährstoffe einzufangen.

6. **Kochendes Einmachgut:** Fülle das Einmachgut heiß in die vorbereiteten Gläser. Dadurch wird die Wahrscheinlichkeit von Keimen minimiert und eine bessere Konservierung gewährleistet.

7. **Sicherer Verschluss:** Achte darauf, dass die Einmachgläser richtig und fest verschlossen sind. So vermeidest du das Eindringen von Luft und Bakterien, die das Einmachgut verderben könnten.

8. **Abkühlen lassen:** Lasse die gefüllten und verschlossenen Gläser langsam abkühlen. Vermeide plötzliche Temperaturunterschiede, die das Glas zum Platzen bringen könnten.

9. **Etikettierung:** Beschrifte die Gläser mit Inhalt und Einmachdatum. So behältst du den Überblick und kannst die Lebensmittel entsprechend ihrer Haltbarkeit verwenden.

10. **Lagerung:** Lagere die eingemachten Gläser an einem kühlen, dunklen und trockenen Ort. Ein kühler Keller oder Vorratsschrank eignet sich ideal für die langfristige Aufbewahrung.

Indem du diese Hygienetipps befolgst, sorgst du für sicheres und erfolgreiches Einmachen von Lebensmitteln. Eine gründliche Reinigung und Sterilisation sowie sorgfältiges Arbeiten sind der Schlüssel, um deine Leckereien lange frisch und genießbar zu halten. Jetzt kannst du bedenkenlos deine Köstlichkeiten für später konservieren und den Geschmack des Sommers das ganze Jahr über genießen!

Klassisches eingelegtes Gemüse

Essiggurken nach Omas Art:

Zutaten:

- 1 kg frische Gurken (am besten kleine Einlegegurken)
- 2 große Zwiebeln, in dünne Scheiben geschnitten
- 3 Knoblauchzehen, geschält und leicht zerdrückt
- 1 l Wasser
- 500 ml Essig (Weißweinessig oder Apfelessig)
- 3 EL Salz
- 3 EL Zucker
- 1 TL Senfkörner
- 1 TL schwarze Pfefferkörner
- 1 TL Korianderkörner
- 1 TL Dillkraut (getrocknet oder frisch)
- 1 Lorbeerblatt
- Optional: eine Prise Chili oder rote Pfefferflocken für etwas Schärfe

Zubereitung:

1. Die Gurken gründlich waschen und die Enden abschneiden. Wenn die Gurken zu groß sind, halbiere oder viertele sie, damit sie in die Gläser passen.

2. In einem Topf das Wasser, den Essig, Salz und Zucker zum Kochen bringen. Rühre, bis sich das Salz und der Zucker vollständig aufgelöst haben.

3. Füge die Zwiebelscheiben, Knoblauch, Senfkörner, Pfefferkörner, Korianderkörner, Dillkraut und das Lorbeerblatt hinzu. Optional kannst du auch eine Prise Chili oder rote Pfefferflocken hinzufügen, wenn du es gerne etwas schärfer magst.

4. Lasse die Essig-Gewürz-Mischung für 5-10 Minuten bei mittlerer Hitze köcheln, um die Aromen freizusetzen.

5. In der Zwischenzeit bereite die Einmachgläser vor, indem du sie gründlich reinigst und sterilisierst.

6. Packe die vorbereiteten Gurken in die Gläser und fülle sie mit der Essig-Gewürz-Mischung auf, sodass die Gurken vollständig bedeckt sind.

7. Verschließe die Gläser fest mit den Deckeln.

8. Lasse die Gläser bei Raumtemperatur abkühlen und stelle sie dann in den Kühlschrank.

9. Die Essiggurken sollten mindestens 24 Stunden durchziehen, bevor du sie genießt. Je länger sie ziehen, am besten 6-8 Wochen, desto intensiver wird der Geschmack.

Omas Senfgurken:

Zutaten:

- 1 kg kleine Einlegegurken
- 2 große Zwiebeln, in dünne Scheiben geschnitten
- 3 Knoblauchzehen, geschält und leicht zerdrückt
- 1 l Wasser
- 500 ml Essig (Weißweinessig oder Apfelessig)
- 3 EL Salz
- 3 EL Zucker
- 3 EL Senfkörner
- 1 TL schwarze Pfefferkörner
- 1 TL Korianderkörner
- 1 TL Dillkraut (getrocknet oder frisch)
- 1 Lorbeerblatt
- Optional: eine Prise Chili oder rote Pfefferflocken für etwas Schärfe

Zubereitung:

1. Wasche die Gurken gründlich und schneide die Enden ab. Je nach Größe kannst du die Gurken halbieren oder vierteln, damit sie in die Einmachgläser passen.

2. In einem Topf das Wasser, den Essig, Salz und Zucker zum Kochen bringen. Rühre, bis sich das Salz und der Zucker aufgelöst haben.

3. Füge die Zwiebelscheiben, Knoblauch, Senfkörner, Pfefferkörner, Korianderkörner, Dillkraut und das Lorbeerblatt hinzu. Wenn du es etwas schärfer magst, kannst du auch eine Prise Chili oder rote Pfefferflocken hinzufügen.

4. Lasse die Senf-Gewürz-Mischung für 5-10 Minuten bei mittlerer Hitze köcheln, um die Aromen zu entfalten.

5. Währenddessen bereite die Einmachgläser vor, indem du sie gründlich reinigst und sterilisierst.

6. Fülle die vorbereiteten Gurken in die Gläser und gieße die Senf-Gewürz-Mischung darüber, sodass die Gurken vollständig bedeckt sind.

7. Verschließe die Gläser fest mit den Deckeln.

8. Lasse die Gläser bei Raumtemperatur abkühlen und stelle sie dann in den Kühlschrank.

9. Die Senfgurken sollten mindestens 24 Stunden ziehen, besser aber einige Wochen, bevor du sie servierst. Durch das Ziehen nehmen sie den köstlichen Senfgeschmack an.

eingelegte Rote Beete:

Zutaten:

- 1 kg Rote Beete
- 500 ml Apfelessig
- 250 ml Wasser
- 150 g Zucker
- 2 TL Salz
- 1 Zimtstange
- 4 Gewürznelken
- 4 Pimentkörner
- 1 Lorbeerblatt

Zubereitung:

1. Die Rote Beete gründlich waschen und die Enden abschneiden. Anschließend die Rote Beete in einem großen Topf mit Wasser bedecken und zum Kochen bringen. Die Beete ca. 30-40 Minuten kochen, bis sie weich sind.

2. Die gekochte Rote Beete abgießen, abkühlen lassen und dann die Schale abziehen. Anschließend die Beete in gleichmäßige Scheiben schneiden oder in Würfel schneiden, je nach Belieben.

3. In einem anderen Topf den Apfelessig, Wasser, Zucker, Salz, Zimtstange, Gewürznelken und Pimentkörner vermischen. Die Mischung zum Kochen bringen und bei mittlerer Hitze etwa 5 Minuten köcheln lassen, bis sich der Zucker und das Salz vollständig aufgelöst haben.

4. Füge das Lorbeerblatt hinzu und lass die Essig-Gewürz-Mischung weitere 2 Minuten köcheln, um die Aromen zu entfalten.

5. Gib die vorbereiteten Rote-Beete-Scheiben oder -Würfel in sterilisierte Einmachgläser und gieße die heiße Essig-Gewürz-Mischung darüber, sodass die Rote Beete vollständig bedeckt ist.

6. Verschließe die Gläser fest mit den Deckeln.

7. Lasse die eingelegte Rote Beete bei Raumtemperatur abkühlen und stelle sie dann in den Kühlschrank.

8. Die eingelegte Rote Beete sollte mindestens 24 Stunden ziehen, bevor du sie genießt. Je länger sie zieht, desto intensiver wird der Geschmack.

Tipp: Eingelegte Rote Beete ist eine leckere Beilage zu Fleischgerichten, Salaten oder Sandwiches. Sie verleiht deinen Mahlzeiten eine besondere Farbe und einen köstlichen Geschmack.

einfache Mixed Pickles:

Zutaten:

- 500 g Gemüse nach Wahl (z. B. Gurken, Karotten, Blumenkohl, Zwiebeln)

- 250 ml Essig (Weißweinessig oder Apfelessig)

- 250 ml Wasser

- 2 EL Salz

- 1 EL Zucker

- 1 TL Senfkörner

- 1 TL Pfefferkörner

- 1 Lorbeerblatt

- Optional: eine Prise rote Pfefferflocken für eine leichte Schärfe

Zubereitung:

1. Das Gemüse deiner Wahl gründlich waschen und in gleichmäßige Stücke schneiden. Du kannst das Gemüse in Scheiben, Stifte oder kleine Röschen schneiden, je nach deiner Vorliebe.

2. In einem Topf den Essig, Wasser, Salz, Zucker, Senfkörner, Pfefferkörner und das Lorbeerblatt vermischen. Die Mischung zum Kochen bringen und bei mittlerer Hitze etwa 5 Minuten köcheln lassen, bis sich das Salz und der Zucker vollständig aufgelöst haben.

3. Gib das vorbereitete Gemüse in sterilisierte Einmachgläser und gieße die heiße Essig-Gewürz-Mischung darüber, sodass das Gemüse vollständig bedeckt ist.

4. Verschließe die Gläser fest mit den Deckeln.

5. Lasse die Mixed Pickles bei Raumtemperatur abkühlen und stelle sie dann in den Kühlschrank.

6. Die Mixed Pickles sollten mindestens 24 Stunden ziehen, bevor du sie genießt. Je länger sie ziehen, desto intensiver wird der Geschmack.

Tipp: Mixed Pickles sind eine vielseitige Beilage zu verschiedenen Gerichten. Sie passen perfekt zu Sandwiches, Burgern, gegrilltem Fleisch oder als Snack zwischendurch.

traditionelle saure Brechbohnen

Zutaten:

- 1 kg frische Brechbohnen
- 2 Zwiebeln, fein gehackt
- 2 Knoblauchzehen, fein gehackt
- 500 ml Wasser
- 250 ml Essig (Weißweinessig oder Apfelessig)
- 2 EL Salz
- 1 EL Zucker
- 1 TL Senfkörner
- 1 TL Pfefferkörner
- 1 Lorbeerblatt

Zubereitung:

1. Die frischen Brechbohnen waschen, die Enden abschneiden und die Bohnen in etwa 4 cm lange Stücke brechen.

2. In einem Topf das Wasser, Essig, Salz, Zucker, Senfkörner, Pfefferkörner und das Lorbeerblatt vermischen. Die Mischung zum Kochen bringen und bei mittlerer Hitze etwa 5 Minuten köcheln lassen, bis sich das Salz und der Zucker vollständig aufgelöst haben.

3. Füge die gehackten Zwiebeln und den Knoblauch zu der Essig-Gewürz-Mischung hinzu und lass alles weitere 2 Minuten köcheln, um die Aromen zu entfalten.

4. Gib die vorbereiteten Brechbohnen in den Topf und lass sie für etwa 5-7 Minuten kochen, bis sie noch bissfest sind.

5. Fülle die sauren Brechbohnen zusammen mit der Flüssigkeit in sterilisierte Einmachgläser.

6. Verschließe die Gläser fest mit den Deckeln.

7. Lasse die Gläser bei Raumtemperatur abkühlen und stelle sie dann in den Kühlschrank.

8. Die sauren Brechbohnen sollten mindestens 24 Stunden ziehen, bevor du sie genießt. Je länger sie ziehen, desto intensiver wird der Geschmack.

Tipp: Traditionelle saure Brechbohnen sind eine beliebte Beilage zu Fleischgerichten, Kartoffeln oder einfach als erfrischender Snack zwischendurch.

eingemachte Zuccinisticks

Zutaten:

- 500 g Zucchini
- 250 ml Apfelessig
- 250 ml Wasser
- 2 EL Zucker
- 1 EL Salz
- 1 TL Senfkörner
- 1 TL Pfefferkörner
- 1 TL Korianderkörner
- 1 Knoblauchzehe, in Scheiben geschnitten
- 1-2 getrocknete Chilischoten (optional, für Schärfe)
- Frische Kräuter wie Dill, Thymian oder Rosmarin (optional, für mehr Geschmack)
- Einmachgläser mit Deckeln

Zubereitung:

1. Die Zucchini waschen und die Enden abschneiden. Die Zucchini in fingerdicke Sticks schneiden.

2. In einem Topf den Apfelessig, Wasser, Zucker und Salz zum Kochen bringen. Rühre, bis sich das Salz und der Zucker vollständig aufgelöst haben.

3. Füge die Senfkörner, Pfefferkörner, Korianderkörner, Knoblauchscheiben und getrocknete Chilischoten hinzu. Wenn du möchtest, kannst du auch frische Kräuter hinzufügen, um den Geschmack zu variieren.

4. Lasse die Essig-Gewürz-Mischung für etwa 5 Minuten bei mittlerer Hitze köcheln, damit sich die Aromen gut entfalten können.

5. Packe die vorbereiteten Zuccinisticks in sterilisierte Einmachgläser und gieße die heiße Essig-Gewürz-Mischung darüber, sodass die Zuccinisticks vollständig bedeckt sind.

6. Verschließe die Gläser fest mit den Deckeln.

7. Lasse die eingemachten Zuccinisticks bei Raumtemperatur abkühlen und stelle sie dann in den Kühlschrank.

8. Die eingemachten Zuccinisticks sollten mindestens 24 Stunden durchziehen, bevor du sie genießt. Je länger sie ziehen, desto intensiver wird der Geschmack. Diese Sticks sind kühl und dunkel gelagert das ganze Jahr Haltbar.

süß-saure Zwiebeln

Zutaten:

- 500 g Zwiebeln (vorzugsweise rote Zwiebeln)
- 250 ml Apfelessig
- 250 ml Wasser
- 150 g Zucker
- 1 TL Salz
- 1 TL Senfkörner
- 1 TL Pfefferkörner
- 1 Lorbeerblatt
-
- Optional: 1-2 getrocknete Chilischoten für eine leichte Schärfe

Zubereitung:

1. Die Zwiebeln schälen und in feine Ringe oder Streifen schneiden.
2. In einem Topf den Apfelessig, Wasser, Zucker, Salz, Senfkörner, Pfefferkörner und das Lorbeerblatt vermischen. Wenn du möchtest, kannst du auch getrocknete Chilischoten hinzufügen, um eine leicht scharfe Note zu erhalten.
3. Die Essig-Zucker-Gewürz-Mischung zum Kochen bringen und bei mittlerer Hitze etwa 5 Minuten köcheln lassen, bis sich der Zucker vollständig aufgelöst hat.
4. Füge die vorbereiteten Zwiebeln zu der Essig-Gewürz-Mischung hinzu und lass sie für weitere 2-3 Minuten köcheln, bis die Zwiebeln etwas weicher sind, aber immer noch bissfest.
5. Entferne das Lorbeerblatt und die Chilischoten (falls verwendet).
6. Fülle die süß-sauren Zwiebeln zusammen mit der Flüssigkeit in sterilisierte Einmachgläser.
7. Verschließe die Gläser fest mit den Deckeln.
8. Lasse die Gläser bei Raumtemperatur abkühlen und stelle sie dann in den Kühlschrank.
9. Die süß-sauren Zwiebeln sollten mindestens 24 Stunden durchziehen, bevor du sie genießt. Je länger sie ziehen, desto intensiver wird der Geschmack.

Eingelegte Silberzwiebeln

Zutaten:

- 500 g Silberzwiebeln (geschält)
- 1 1/2 Tassen Weißweinessig
- 1/2 Tasse Wasser
- 1/4 Tasse Zucker
- 1 EL Salz
- 1 TL Senfkörner
- 1 TL Pfefferkörner (schwarz oder bunt)
- 1/2 TL Koriandersamen
- 4-5 Gewürznelken
- Optional: eine Prise Chiliflocken für eine leicht pikante Note
- Einmachgläser mit Deckel

Zubereitung:

1. Die Silberzwiebeln gründlich waschen und die Wurzel- und Blütenansätze entfernen.
2. In einem Topf den Weißweinessig, Wasser, Zucker und Salz zum Kochen bringen und gut umrühren, bis sich der Zucker und das Salz aufgelöst haben.
3. Die Senfkörner, Pfefferkörner, Koriandersamen und Gewürznelken in die Essiglösung geben. Optional Chiliflocken für eine pikante Note hinzufügen.
4. Die geschälten Silberzwiebeln in die Essiglösung geben und für etwa 5 Minuten köcheln lassen, bis sie leicht weich, aber immer noch bissfest sind.
5. Die eingelegten Silberzwiebeln mit einem Schaumlöffel aus der Essiglösung nehmen und gut abtropfen lassen.
6. Die abgetropften Silberzwiebeln in saubere Einmachgläser füllen und gut festdrücken, um Luftblasen zu entfernen.
7. Die Einmachgläser fest verschließen und die eingelegten Silberzwiebeln im Kühlschrank für mindestens 24 Stunden ziehen lassen.

Tipp: Die eingelegten Silberzwiebeln sind eine köstliche und vielseitige Beilage zu vielen Gerichten. Sie passen hervorragend zu Wurstwaren, Käseplatten, Sandwiches oder als Garnitur für Salate.

Eingelegte Chili oder Pfefferoni

Die Schoten können **in Essig eingelegt** werden: Dazu die Chilischoten mit Wasser, 300 ml Essig pro Liter Wasser, 70 g Zucker und 30 g Salz abkochen, in saubere Gläser füllen und mit dem Sud aufgießen. Die befüllten Gläser in ein Wasserbad stellen und im Backrohr bei 90 °C ca. 15 Minuten sterilisieren.

In Öl eingelegtes Gemüse

eingelegte getrocknete Tomaten

Zutaten:

- 250 g getrocknete Tomaten (in Öl eingelegt oder ohne Öl)
- 2-3 Knoblauchzehen, in dünne Scheiben geschnitten
- 1 TL getrocknete Kräuter (z. B. Thymian, Rosmarin oder Oregano)
- 1-2 getrocknete Chilischoten (optional, für eine leicht scharfe Note)
- Olivenöl
- Einmachgläser mit Deckeln

Zubereitung:

1. Die getrockneten Tomaten in ein Sieb geben und gründlich abspülen, wenn sie in Öl eingelegt sind. Wenn die getrockneten Tomaten nicht in Öl eingelegt sind, lege sie vor dem Einlegen für etwa 30 Minuten in warmes Wasser, um sie leicht aufzuweichen.

2. Die getrockneten Tomaten abtropfen lassen und in kleine Stücke schneiden, falls sie zu groß sind.

3. In einem sauberen Einmachglas eine Schicht der geschnittenen getrockneten Tomaten auslegen.

4. Füge eine Schicht dünner Knoblauchscheiben und eine Prise der getrockneten Kräuter hinzu. Wenn du möchtest, kannst du auch eine oder zwei getrocknete Chilischoten hinzufügen, um eine leicht scharfe Note zu erhalten.

5. Wiederhole den Vorgang, indem du abwechselnd Schichten aus getrockneten Tomaten, Knoblauchscheiben, Kräutern und optional Chilischoten hinzufügst, bis das Glas etwa zu 3/4 gefüllt ist.

6. Gieße das Olivenöl über die eingelegten getrockneten Tomaten, sodass sie vollständig bedeckt sind.

7. Verschließe das Glas fest mit dem Deckel.

8. Lasse die eingelegten getrockneten Tomaten mindestens 24 Stunden ziehen, bevor du sie genießt. Je länger sie ziehen, desto intensiver wird der Geschmack.

Tipp: Die in Öl eingelegten getrockneten Tomaten sind eine köstliche Zutat für Salate, Nudelgerichte, Pizzas, Antipasti oder als leckere Beilage zu vielen Gerichten. Das übrig gebliebene Öl kann auch zum Verfeinern von Dressings oder zum Braten von Gemüse verwendet werden.

in Öl konservierte Paprika:

Zutaten:

- 500 g rote, gelbe oder orangefarbene Paprika

- Olivenöl

- 2-3 Knoblauchzehen, in dünne Scheiben geschnitten

- 1 TL getrocknete Kräuter (z. B. Thymian, Rosmarin oder Oregano)

- 1-2 getrocknete Chilischoten (optional, für eine leicht scharfe Note)

- Salz und Pfeffer nach Geschmack

- Einmachgläser mit Deckeln

Zubereitung:

1. Die Paprika waschen, entkernen und in Streifen oder kleine Stücke schneiden.

2. In einem Topf ausreichend Wasser zum Kochen bringen und die vorbereiteten Paprikastücke darin für 2-3 Minuten blanchieren.

3. Die blanchierten Paprikastücke abgießen und mit kaltem Wasser abspülen, um den Garprozess zu stoppen.

4. In einem sauberen Einmachglas eine Schicht der vorbereiteten Paprikastücke auslegen.

5. Füge eine Schicht dünner Knoblauchscheiben, eine Prise getrocknete Kräuter und optional eine oder zwei getrocknete Chilischoten hinzu, um eine leicht scharfe Note zu erhalten.

6. Wiederhole den Vorgang, indem du abwechselnd Schichten aus Paprikastücken, Knoblauchscheiben, Kräutern und optional Chilischoten hinzufügst, bis das Glas etwa zu 3/4 gefüllt ist.

7. Gieße das Olivenöl über die Paprikastücke, sodass sie vollständig bedeckt sind. Stelle sicher, dass keine Luftblasen im Glas sind.

8. Würze die eingelegten Paprikastücke mit Salz und Pfeffer nach Geschmack.

9. Verschließe das Glas fest mit dem Deckel.

10. Lasse die eingelegten Paprikastücke mindestens 24 Stunden ziehen, bevor du sie genießt. Je länger sie ziehen, desto intensiver wird der Geschmack.

Tipp: Die in Öl konservierten Paprikastücke sind eine köstliche Zutat für Salate, Sandwiches, Antipasti, Pasta-Gerichte oder als leckere Beilage zu vielen Speisen. Das übrig gebliebene Öl kann auch zum Verfeinern von Dressings oder zum Braten von Gemüse verwendet werden.

eingemachte Zucchinistreifen in Kräuteröl

Zutaten:

- 1 kg Zucchini

- Olivenöl

- 4-5 Knoblauchzehen, in dünne Scheiben geschnitten

- 2 TL getrocknete Kräuter (z. B. Thymian, Rosmarin, Oregano oder eine Kräutermischung)

- 1 TL Pfefferkörner

- 1 TL Senfkörner

- 1 Lorbeerblatt

- Salz nach Geschmack

- Einmachgläser mit Deckeln

Zubereitung:

1. Die Zucchini waschen und die Enden abschneiden. Mit einem Gemüseschäler oder einem scharfen Messer lange Streifen von den Zucchini schneiden.

2. In einem großen Topf Wasser zum Kochen bringen und die Zucchinistreifen darin für 1-2 Minuten blanchieren. Anschließend die Zucchinistreifen abgießen und sofort in eine Schüssel mit Eiswasser geben, um den Garprozess zu stoppen. Die Zucchinistreifen gut abtropfen lassen.

3. In einem weiteren Topf etwas Olivenöl erhitzen und die Knoblauchscheiben darin für etwa 1 Minute anbraten, bis sie duften.

4. Füge die blanchierten Zucchinistreifen, getrocknete Kräuter, Pfefferkörner, Senfkörner und das Lorbeerblatt hinzu. Mit Salz nach Geschmack würzen und alles gut vermischen.

5. Lasse die Zucchinistreifen für etwa 2-3 Minuten bei mittlerer Hitze in dem Kräuteröl schmoren, damit sie die Aromen aufnehmen.

6. Entferne das Lorbeerblatt und fülle die Zucchinistreifen zusammen mit dem Kräuteröl in sterilisierte Einmachgläser. Drücke die Zucchinistreifen gut in die Gläser, damit möglichst wenig Luft eingeschlossen wird.

7. Gieße zusätzliches Olivenöl über die Zucchinistreifen, sodass sie vollständig bedeckt sind und etwa 1 cm Öl über den Zucchinistreifen steht.

8. Verschließe die Gläser fest mit den Deckeln,und lasse sie 6 Wochen Rasten- Mahlzeit.#

eingelegte Auberginen in Olivenöl:

Zutaten:

- 2 mittelgroße Auberginen
- Olivenöl
- 4-5 Knoblauchzehen, in dünne Scheiben geschnitten
- 2 TL getrocknete Kräuter (z. B. Thymian, Rosmarin, Oregano oder eine Kräutermischung)
- 1 TL Pfefferkörner
- 1 TL Senfkörner
- 1 Lorbeerblatt
- Salz nach Geschmack
- Einmachgläser mit Deckeln

Zubereitung:

1. Die Auberginen waschen und die Enden abschneiden. Schneide die Auberginen in fingerdicke Scheiben.

2. In einem großen Topf Wasser zum Kochen bringen und die Auberginenscheiben darin für 1-2 Minuten blanchieren. Anschließend die Auberginenscheiben abgießen und sofort in eine Schüssel mit Eiswasser geben, um den Garprozess zu stoppen. Die Auberginenscheiben gut abtropfen lassen.

3. In einem weiteren Topf etwas Olivenöl erhitzen und die Knoblauchscheiben darin für etwa 1 Minute anbraten, bis sie duften.

4. Füge die blanchierten Auberginenscheiben, getrocknete Kräuter, Pfefferkörner, Senfkörner und das Lorbeerblatt hinzu. Mit Salz nach Geschmack würzen und alles gut vermischen.

5. Lasse die Auberginenscheiben für etwa 2-3 Minuten bei mittlerer Hitze in dem Kräuteröl schmoren, damit sie die Aromen aufnehmen.

6. Entferne das Lorbeerblatt und fülle die Auberginenscheiben zusammen mit dem Kräuteröl in sterilisierte Einmachgläser. Drücke die Auberginenscheiben gut in die Gläser, damit möglichst wenig Luft eingeschlossen wird.

7. Gieße zusätzliches Olivenöl über die Auberginenscheiben, sodass sie vollständig bedeckt sind und etwa 1 cm Öl über den Auberginenscheiben steht.

8. Verschließe die Gläser fest mit den Deckeln.

9. Lasse die eingemachten Auberginen in Olivenöl für mindestens 24 Stunden ziehen, bevor du sie genießt. Je länger sie ziehen, desto intensiver wird der Geschmack.

eingelegte Cherrytomaten

Zutaten:

- 500 g Cherrytomaten

- 250 ml Weißweinessig

- 250 ml Wasser

- 2 EL Zucker

- 1 EL Salz

- 1 TL Senfkörner

- 1 TL Pfefferkörner

- 2-3 Knoblauchzehen, in dünne Scheiben geschnitten

- Frische Kräuter (z. B. Basilikum, Oregano oder Thymian)

- Einmachgläser mit Deckeln

Zubereitung:

1. Die Cherrytomaten waschen und abtrocknen. Mit einem scharfen Messer einen kleinen Schnitt in jedes Tomatenschenkelchen machen, damit die Marinade besser eindringen kann.

2. In einem Topf den Weißweinessig, Wasser, Zucker und Salz zum Kochen bringen. Rühre, bis sich das Salz und der Zucker vollständig aufgelöst haben.

3. Füge die Senfkörner, Pfefferkörner und die Knoblauchscheiben zu der Essig-Wasser-Mischung hinzu und lass alles für etwa 2-3 Minuten köcheln, damit sich die Aromen entfalten.

4. Gib die vorbereiteten Cherrytomaten in den Topf und lass sie für etwa 2 Minuten in der Marinade köcheln.

5. Entferne den Topf vom Herd und füge frische Kräuter nach Geschmack hinzu. Vermische alles gut.

6. Fülle die eingelegten Cherrytomaten zusammen mit der Flüssigkeit in sterilisierte Einmachgläser. Achte darauf, dass die Tomaten vollständig mit der Marinade bedeckt sind.

7. Verschließe die Gläser fest mit den Deckeln.

8. Lasse die eingelegten Cherrytomaten bei Raumtemperatur abkühlen und stelle sie dann in den Kühlschrank.

9. Die eingelegten Cherrytomaten sollten mindestens 24 Stunden ziehen, bevor du sie genießt. Je länger sie ziehen, desto intensiver wird der Geschmack.

Tipp: Die eingelegten Cherrytomaten sind eine köstliche Bereicherung für Salate, Pasta-Gerichte, Antipasti oder als frische Beilage zu vielen Gerichten.

eingelegte Knoblauchzehen

Zutaten:

- 1 Kopf Knoblauch (ca. 10-12 Knoblauchzehen)

- 250 ml Weißweinessig

- 250 ml Wasser

- 2 EL Zucker

- 1 EL Salz

- 1 TL Senfkörner

- 1 TL Pfefferkörner

- 1 TL Korianderkörner

- 1-2 getrocknete Chilischoten (optional, für eine leicht scharfe Note)

- Frische Kräuter (z. B. Rosmarin, Thymian oder Petersilie)

- Einmachgläser mit Deckeln

Zubereitung:

1. Den Kopf Knoblauch auseinanderbrechen und die einzelnen Knoblauchzehen schälen. Die Knoblauchzehen sollten ganz sein, ohne sie zu zerschneiden.

2. In einem Topf den Weißweinessig, Wasser, Zucker und Salz zum Kochen bringen. Rühre, bis sich das Salz und der Zucker vollständig aufgelöst haben.

3. Füge die Senfkörner, Pfefferkörner, Korianderkörner und die getrockneten Chilischoten zu der Essig-Wasser-Mischung hinzu und lass alles für etwa 2-3 Minuten köcheln, damit sich die Aromen entfalten.

4. Gib die geschälten Knoblauchzehen in den Topf und lass sie für etwa 2 Minuten in der Marinade köcheln.

5. Entferne den Topf vom Herd und füge frische Kräuter nach Geschmack hinzu. Vermische alles gut.

6. Fülle die eingelegten Knoblauchzehen zusammen mit der Flüssigkeit in sterilisierte Einmachgläser. Drücke die Knoblauchzehen gut in die Gläser, damit möglichst wenig Luft eingeschlossen wird.

7. Verschließe die Gläser fest mit den Deckeln.

8. Lasse die eingelegten Knoblauchzehen bei Raumtemperatur abkühlen und stelle sie dann in den Kühlschrank, nach mind. 24 h ,besser noch 3 Wochen kannst du sie genießen.

9. Dieser Knoblauch ist ein gutes Würzmittel für Pizzen und allerlei Grillgerichte.

Eingelegte Chilis oder Pfefferoni

Scharfe Chilis aus dem Glas – warum nicht? Dafür werden die Schoten ggf. halbiert, Samen sowie weiße Scheidewände entfernt. Wasser in einem großen Topf zum Kochen bringen, pro Liter Wasser 200 ml Essig, 10 g Zucker und 20 g Salz hinzugeben und Chilischoten ca. 3 Minuten lang kochen. Gut abtrocknen lassen (die Schoten sollten wirklich trocken sein), in sterilisierte Gläser schlichten und mit Öl aufgießen, sodass alles gut bedeckt ist. Nach Belieben können Sie auch Zwiebel, Knoblauch oder Gewürze hinzugeben. Die Gläser kühl und dunkel lagern.

Fermentiertes Gemüse

fermentiertes Sauerkraut nach Omas Rezept

Zutaten:

- 1 großer Kopf Weißkohl (ca. 1,5 kg)
- 2 EL Salz (ohne Jod und Zusätze)
- Optional: Gewürze nach Geschmack (z. B. Wacholderbeeren, Lorbeerblätter, Pfefferkörner)

Zubereitung:

1. Den Weißkohl gründlich waschen und die äußeren welken Blätter entfernen. Den Kohlkopf halbieren und den Strunk herausschneiden.

2. Den Kohl in feine Streifen schneiden oder hobeln. Je feiner der Kohl geschnitten ist, desto schneller fermentiert er.

3. In einer großen Schüssel den geschnittenen Kohl portionsweise mit dem Salz vermischen und leicht kneten. Das Salz hilft, den Kohl zu entwässern und den Fermentationsprozess zu starten.

4. Optional können Gewürze wie Wacholderbeeren, Lorbeerblätter oder Pfefferkörner hinzugefügt werden, um dem Sauerkraut zusätzlichen Geschmack zu verleihen. Die Gewürze gleichmäßig unter den Kohl mischen.

5. Den fermentierten Kohl in ein großes Einmachglas oder eine fermentierbare Keramikschüssel schichten. Bei jeder Schicht den Kohl gut festdrücken, um die Luft herauszudrücken.

6. Den Saft, der sich durch das Salz und das Drücken gebildet hat, sollte den Kohl vollständig bedecken. Wenn nicht genug Saft vorhanden ist, kannst du etwas Wasser mit Salz (1 TL Salz pro 250 ml Wasser) mischen und den Kohl damit bedecken.

7. Den Kohl mit einem Gewicht oder einem sauberen Stein beschweren, um ihn unter dem Saft zu halten und eine Oxidation zu verhindern.

8. Decke das Einmachglas oder die Schüssel mit einem sauberen Tuch oder einem Deckel ab, um Insekten fernzuhalten, aber Luftzirkulation zu ermöglichen.

9. Lasse das Sauerkraut bei Raumtemperatur für etwa 1-2 Wochen fermentieren. Die Fermentationszeit hängt von der gewünschten Geschmacksintensität ab. Probiere das Sauerkraut nach einigen Tagen, um zu sehen, ob es den gewünschten Geschmack erreicht hat.

10. Nach der gewünschten Fermentationszeit das Sauerkraut in saubere Einmachgläser füllen und fest verschließen. Im Kühlschrank aufbewahren, um die Fermentation zu verlangsamen.

fermentierte saure Gurken

Zutaten:

- 500 g kleine Gurken (Einlegegurken)
- 1 Liter Wasser
- 2 EL Salz (ohne Jod und Zusätze)
- 1-2 Dillblüten oder Dillzweige
- 2-3 Knoblauchzehen, leicht angedrückt
- 1 TL Senfkörner
- Optional: Gewürze nach Geschmack (z. B. Pfefferkörner, Korianderkörner, Wacholderbeeren)

Zubereitung:

1. Die Gurken gründlich waschen und die Enden abschneiden. Wenn die Gurken zu groß sind, halbiere oder viertele sie, sodass sie gut in das Einmachglas passen.

2. In einer großen Schüssel das Wasser mit dem Salz vermischen, bis sich das Salz vollständig aufgelöst hat. Dies ist die Lake, in der die Gurken fermentieren werden.

3. Füge die Dillblüten oder Dillzweige, Knoblauchzehen und Senfkörner hinzu und vermenge alles gut.

4. Optional können weitere Gewürze wie Pfefferkörner, Korianderkörner oder Wacholderbeeren hinzugefügt werden, um den Geschmack zu variieren.

5. Fülle die Gurken in ein sauberes Einmachglas und gieße die vorbereitete Lake darüber, bis die Gurken vollständig bedeckt sind. Achte darauf, dass die Gurken unter der Lake bleiben, um eine Oxidation zu verhindern.

6. Decke das Einmachglas mit einem sauberen Tuch oder einem Deckel ab, um Insekten fernzuhalten, aber Luftzirkulation zu ermöglichen.

7. Lasse die Gurken bei Raumtemperatur für etwa 3-7 Tage fermentieren. Die Fermentationszeit hängt von der Raumtemperatur und deinem gewünschten Geschmack ab. Probiere die Gurken nach einigen Tagen, um zu sehen, ob sie den gewünschten Fermentationsgrad erreicht haben.

8. Sobald die Gurken den gewünschten Geschmack erreicht haben, kannst du das Einmachglas fest verschließen und die fermentierten sauren Gurken im Kühlschrank aufbewahren.

Rote Beete Kimchi

Zutaten:

- 2 mittelgroße Rote Beete
- 1 EL Salz
- 1 EL Reisessig
- 1 EL Zucker
- 2 Knoblauchzehen, fein gehackt
- 1 TL Gochugaru (koreanisches Chilipulver)
- 2 Frühlingszwiebeln, in dünne Ringe geschnitten
- 1 Karotte, in dünne Streifen geschnitten
- Einmachglas mit Deckel

Zubereitung:

1. Die Rote Beete schälen und in feine Streifen oder dünne Scheiben schneiden.
2. In einer Schüssel die Rote Beete mit dem Salz vermengen und gut kneten, um den Saft zu extrahieren. Lasse die Rote Beete für etwa 30 Minuten stehen, damit sie etwas Wasser zieht.
3. In einer kleinen Schüssel den Reisessig, Zucker, gehackten Knoblauch, geriebenen Ingwer und Gochugaru vermischen. Falls du eine umami-Note möchtest, kannst du auch die Fischsauce hinzufügen.
4. Die eingelegte Rote Beete mit den Frühlingszwiebeln und Karottenstreifen vermischen.
5. Die vorbereitete Marinade über die Rote Beete geben und alles gut vermengen, damit die Gewürze gleichmäßig verteilt sind.
6. Die Rote Beete Kimchi in ein sauberes Einmachglas füllen und gut festdrücken, um Luftblasen zu entfernen.
7. Das Einmachglas fest verschließen und bei Raumtemperatur für 1-2 Tage fermentieren lassen.
8. Danach das Einmachglas in den Kühlschrank stellen, um die Fermentation zu verlangsamen und das Rote Beete Kimchi aufbewahren.

Tipp: Das Rote Beete Kimchi kann als Beilage zu verschiedenen Gerichten, wie Reis, Nudeln oder Fleisch, serviert werden. Es verleiht deinen Speisen nicht nur einen köstlichen Geschmack, sondern

Klassisch eingelegtes Kimchi

Zutaten:

- 1 großer Kopf Chinakohl (ca. 1,5 kg)
- 2 EL Salz (ohne Jod und Zusätze)
- 1 EL Reisessig
- 1 EL Zucker
- 3-4 Knoblauchzehen, fein gehackt
- 2-3 EL Gochugaru (koreanisches Chilipulver, je nach gewünschter Schärfe)
- 3 Frühlingszwiebeln, in dünne Ringe geschnitten
- 1 Karotte, in dünne Streifen geschnitten
- 1 kleine Diakon-Rettich, in dünne Streifen geschnitten
- Einmachglas mit Deckel

Zubereitung:

1. Den Chinakohl gründlich waschen und die äußeren Blätter entfernen. Den Kohlkopf halbieren und den Strunk herausschneiden.

2. Den Chinakohl in mundgerechte Stücke schneiden und in eine große Schüssel geben.

3. Den Chinakohl mit dem Salz vermengen und gut kneten, um den Saft zu extrahieren. Lasse den Kohl für etwa 2-3 Stunden stehen, damit er Wasser zieht.

4. In einer kleinen Schüssel den Reisessig, Zucker, gehackten Knoblauch, geriebenen Ingwer, Gochugaru und optional die Fischsauce vermischen.

5. Die vorbereitete Marinade über den Chinakohl geben und alles gut vermengen, damit die Gewürze gleichmäßig verteilt sind.

6. Die Frühlingszwiebeln, Karotten- und daikon-Rettichstreifen hinzufügen und nochmals gut vermengen.

7. Das Kimchi in ein sauberes Einmachglas füllen und gut festdrücken, um Luftblasen zu entfernen.

8. Das Einmachglas fest verschließen und bei Raumtemperatur für 1-2 Tage fermentieren lassen.

9. Danach das Einmachglas in den Kühlschrank stellen, um die Fermentation zu verlangsamen und das Kimchi aufbewahren.

Fermentierte Chili oder Pfefferoni

Dazu werden die Chilis halbiert, Samen und weiße Scheidewände entfernt und die Schoten ggf. zerkleinert. In einen **Gärtopf** (oder ein Einmachglas) schlichten, nach Belieben Zwiebel, Knobauch, Kräuter und Gewürze hinzugeben und alles **mit 3%-iger Salzlake übergießen** (30 g Salz pro Liter Wasser). Lassen Sie bis zum oberen Rand noch 2 bis 3 cm Platz – das Gemüse dehnt sich beim Fermentieren aus!

Verschiedene Salate

Eingemachter Rotkrautsalat

Zutaten:

- 1 kleiner Kopf Rotkohl (ca. 500-600 g)
- 1 große Karotte, geraspelt
- 1 Zwiebel, fein gehackt
- 2-3 EL Zucker
- 1 TL Salz
- 1 TL Senfkörner
- 4 EL Apfelessig
- 4 EL Olivenöl
- Optional: Rosinen oder gehackte Nüsse für zusätzlichen Geschmack und Textur
- Einmachglas mit Deckel

Zubereitung:

1. Den Rotkohl gründlich waschen und die äußeren Blätter entfernen. Den Strunk herausschneiden und den Rotkohl in feine Streifen schneiden oder hobeln.

2. Die geraspelte Karotte und die fein gehackte Zwiebel zum Rotkohl geben und alles gut vermischen.

3. In einer kleinen Schüssel den Zucker, Salz, Senfkörner, Apfelessig und Olivenöl vermengen, um das Dressing herzustellen.

4. Das Dressing über den Rotkrautsalat gießen und alles gut vermengen, damit das Dressing gleichmäßig verteilt ist.

5. Optional können noch Rosinen oder gehackte Nüsse hinzugefügt werden, um dem Salat zusätzlichen Geschmack und Textur zu verleihen.

6. Den Rotkrautsalat gut in ein sauberes Einmachglas füllen und gut festdrücken, um Luftblasen zu entfernen.

7. Das Einmachglas fest verschließen und den Rotkrautsalat für mindestens 24 Stunden im Kühlschrank ziehen lassen.

8. Vor dem Servieren den Rotkrautsalat nochmals gut durchmischen, damit sich das Dressing gleichmäßig verteilt.

Tipp: Der eingemachte Rotkrautsalat ist eine köstliche Beilage zu vielen Gerichten. Er passt gut zu Fleischgerichten, Sandwiches oder als Beilage zu Brot und Käse. Durch die Zeit im Kühlschrank zieht der Salat durch und wird noch schmackhafter.

Bunter eingelegter Gemüsesalat

Zutaten:

- 1 rote Paprika, in dünnen Streifen
- 1 gelbe Paprika, in dünnen Streifen
- 1 orange Karotte, in dünnen Scheiben oder Streifen
- 1 gelbe Karotte, in dünnen Scheiben oder Streifen
- 1 kleine rote Zwiebel, in dünnen Ringen
- 1/2 Brokkoli, in kleine Röschen zerteilt
- 1/2 Blumenkohl, in kleine Röschen zerteilt
- 1 Tasse grüne Bohnen, in mundgerechte Stücke geschnitten
- 1 Tasse Zuckererbsen (Zuckerschoten), halbiert
- 2 Knoblauchzehen, fein gehackt
- 1 Stück Ingwer (ca. 2 cm), fein gerieben
- 1 TL Senfkörner
- 1 TL Koriandersamen
- 1 TL Kreuzkümmelsamen
- 1 TL gemahlener Kurkuma
- 1 TL gemahlener Paprika
- 1/2 Tasse Weißweinessig
- 1/2 Tasse Wasser

- 3 EL Zucker

- 2 EL Salz

- 4-5 EL Olivenöl

- Einmachgläser mit Deckeln

Zubereitung:

1. Das Gemüse gründlich waschen und entsprechend der Zutatenliste vorbereiten: Paprika in Streifen, Karotten in Scheiben oder Streifen, Zwiebel in Ringe, Brokkoli und Blumenkohl in kleine Röschen, grüne Bohnen in Stücke, Zuckererbsen halbieren.

2. Die Senfkörner, Koriandersamen und Kreuzkümmelsamen in einer Pfanne ohne Öl rösten, bis sie duften. Dann in einem Mörser grob zerstoßen.

3. In einem Topf das Wasser, den Weißweinessig, Zucker, Salz, Knoblauch, Ingwer, gemahlenen Kurkuma und gemahlenen Paprika vermischen und zum Kochen bringen. Die gerösteten und gemörserten Gewürze hinzufügen und gut umrühren, bis sich der Zucker und das Salz aufgelöst haben.

4. Das vorbereitete Gemüse in die Marinade geben und für etwa 2-3 Minuten köcheln lassen, bis es leicht weich, aber immer noch knackig ist.

5. Die Gemüsestücke mit einem Schaumlöffel aus der Marinade nehmen und gut abtropfen lassen.

6. Die abgetropften Gemüsestücke in saubere Einmachgläser füllen, dabei abwechselnd die verschiedenen Gemüsesorten schichten, um einen bunten Effekt zu erzielen.

7. Die Marinade erneut zum Kochen bringen und das Olivenöl hinzufügen. Die Marinade über das Gemüse in den Einmachgläsern gießen, sodass das Gemüse vollständig bedeckt ist.

8. Die Einmachgläser gut verschließen und den bunten eingelegten Gemüsesalat im Kühlschrank für mindestens 24 Stunden ziehen lassen.

Tipp: Der bunte eingelegte Gemüsesalat ist eine köstliche und farbenfrohe Beilage zu vielen Gerichten. Er passt hervorragend zu Gegrilltem, Sandwiches, Wraps oder als erfrischende Beilage zu Buffets.

Omas Krautsalat mit Kümmel

Zutaten:

- 1 kleiner Kopf Weißkohl (ca. 500-600g)
- 1 rote Zwiebel, in dünne Ringe
- 2 EL frische Petersilie, fein gehackt
- 3 EL Apfelessig
- 3 EL Olivenöl
- 1 TL gemahlener Kümmel
- 1 TL Zucker
- Salz und Pfeffer nach Geschmack
- Einmachgläser mit Deckeln

Zubereitung:

1. Den Weißkohl gründlich waschen und die äußeren welken Blätter entfernen. Den Kohlkopf halbieren und den Strunk herausschneiden.

2. Den Kohl in feine Streifen schneiden oder hobeln und in eine große Schüssel geben.

3. Zwiebelringe zum Kohl geben und alles gut vermengen.

4. In einer kleinen Schüssel den Apfelessig, Olivenöl, gemahlenen Kümmel, Zucker, Salz und Pfeffer vermischen, um das Dressing herzustellen.

5. Das Dressing über den Krautsalat gießen und alles gut vermengen, damit das Dressing gleichmäßig verteilt ist.

6. Den Krautsalat für etwa 15 Minuten ziehen lassen.

7. Die vorbereiteten Einmachgläser gründlich reinigen und sterilisieren.

8. Den Krautsalat fest in die Einmachgläser füllen und gut andrücken, um Luftblasen zu entfernen.

9. Die Gläser gut verschließen und im Kühlschrank aufbewahren.

Tipp: Der haltbare Krautsalat mit Kümmel und Zwiebeln ist eine leckere und praktische Beilage, die du für mehrere Wochen im Kühlschrank aufbewahren kannst. Er passt hervorragend zu deftigen Gerichten wie Braten, Würstchen oder Gegrilltem.

Eingelegter Radieschen Salat

Zutaten:

- 1 Bund Radieschen, in dünne Scheiben geschnitten
- 1/2 rote Zwiebel, in dünne Ringe geschnitten
- 1 Knoblauchzehe, fein gehackt
- 1/4 Tasse Apfelessig
- 2 EL Zucker
- 1 TL Salz
- 1/2 TL Senfsamen
- 1/2 TL Pfefferkörner
- 1/4 TL gemahlener Kurkuma
- 1/4 TL gemahlener Paprika
- Einmachglas mit Deckel

Zubereitung:

1. Die Radieschen waschen und die Enden abschneiden. Anschließend in dünne Scheiben schneiden oder hobeln.

2. Die Zwiebel in feine Ringe schneiden und den Knoblauch fein hacken.

3. In einer kleinen Schüssel den Apfelessig, Zucker, Salz, Senfsamen, Pfefferkörner, gemahlenen Kurkuma und gemahlenen Paprika vermischen, um die Marinade herzustellen.

4. Die vorbereiteten Radieschenscheiben, Zwiebelringe und gehackten Knoblauch in die Marinade geben und gut vermengen.

5. Das eingelegte Gemüse in ein sauberes Einmachglas füllen und gut festdrücken, um Luftblasen zu entfernen.

6. Das Einmachglas fest verschließen und den eingelegten Radieschen Salat im Kühlschrank für mindestens 24 Stunden ziehen lassen.

Tipp: Der eingelegte Radieschen Salat ist eine köstliche und erfrischende Beilage zu vielen Gerichten. Er passt hervorragend zu Salaten, Sandwiches, Burgern oder als Garnitur für Wraps.

<h1 style="text-align:center">Eingemachten Paprika-Salat</h1>

Zutaten:

- 3 rote Paprikaschoten
- 2 gelbe Paprikaschoten
- 1/2 rote Zwiebel, in dünne Ringe geschnitten
- 2 Knoblauchzehen, fein gehackt
- 1/4 Tasse Weißweinessig
- 1/4 Tasse Olivenöl
- 1 TL Zucker
- 1 TL Salz
- 1/2 TL schwarze Pfefferkörner
- 1/2 TL Senfsamen
- 1/4 TL getrockneter Oregano
- Einmachglas mit Deckel

Zubereitung:

1. Die Paprikaschoten waschen, halbieren, entkernen und in große Stücke schneiden.

2. In einer großen Pfanne Olivenöl erhitzen und die Paprikastücke darin bei mittlerer Hitze etwa 5-7 Minuten braten, bis sie leicht gebräunt und etwas weicher sind. Gelegentlich umrühren.

3. In einer kleinen Schüssel den Weißweinessig, Zucker, Salz, gehackten Knoblauch, schwarze Pfefferkörner, Senfsamen und getrockneten Oregano vermischen, um die Marinade herzustellen.

4. Die gebratenen Paprikastücke und die Zwiebelringe in die Marinade geben und gut vermengen.

5. Das marinierte Gemüse in ein sauberes Einmachglas füllen und gut festdrücken, um Luftblasen zu entfernen.

6. Das Einmachglas fest verschließen und den eingemachten Paprika-Salat im Kühlschrank für mindestens 24 Stunden ziehen lassen.

Tipp: Der eingemachte Paprika-Salat ist eine köstliche und vielseitige Beilage zu vielen Gerichten. Er passt hervorragend zu Fleischgerichten, als Belag für Sandwiches oder Wraps oder als Ergänzung zu Salaten.

Puszta-Salat einmachen

Zutaten:

- 1 kleiner Kopf Weißkohl (ca. 500-600 g)
- 1 rote Paprika, in dünnen Streifen
- 1 gelbe Paprika, in dünnen Streifen
- 1 rote Zwiebel, in dünne Ringe
- 2 EL frische Petersilie, fein gehackt
- 3 EL Apfelessig
- 3 EL Olivenöl
- 1 TL gemahlener Kümmel
- 1 TL Zucker
- Salz und Pfeffer nach Geschmack
- Einmachgläser mit Deckeln

Zubereitung:

1. Den Weißkohl gründlich waschen und die äußeren welken Blätter entfernen. Den Kohlkopf halbieren und den Strunk herausschneiden.

2. Den Kohl in feine Streifen schneiden oder hobeln und in eine große Schüssel geben.

3. Die Paprikastreifen und Zwiebelringe zum Kohl geben und alles gut vermengen.

4. In einer kleinen Schüssel den Apfelessig, Olivenöl, gemahlenen Kümmel, Zucker, Salz und Pfeffer vermischen, um das Dressing herzustellen.

5. Das Dressing über den Krautsalat gießen und alles gut vermengen, damit das Dressing gleichmäßig verteilt ist.

6. Den Krautsalat für etwa 15 Minuten ziehen lassen.

7. Die vorbereiteten Einmachgläser gründlich reinigen und sterilisieren.

8. Den Krautsalat fest in die Einmachgläser füllen und gut andrücken, um Luftblasen zu entfernen.

9. Die Gläser gut verschließen und im Kühlschrank aufbewahren.

eingemachten Karottensalat

Zutaten:

- 500 g Karotten, geschält und geraspelt
- 1 Zwiebel, fein gehackt
- 2 Knoblauchzehen, fein gehackt
- 1/2 Tasse Apfelessig
- 1/4 Tasse Wasser
- 2 EL Olivenöl
- 1 EL Zucker
- 1 TL Senfkörner
- 1 TL Salz
- Eine Prise gemahlener schwarzer Pfeffer

Zubereitung:

1. In einem kleinen Topf das Olivenöl erhitzen und die fein gehackte Zwiebel darin bei mittlerer Hitze glasig dünsten.
2. Den gehackten Knoblauch hinzufügen und für etwa 30 Sekunden mitdünsten, bis er duftet.
3. Den Apfelessig, Wasser, Zucker, Senfkörner, Salz und Pfeffer in den Topf geben und alles gut vermengen.
4. Die Karottenraspel in eine große Schüssel geben und die warme Essigmischung darüber gießen.
5. Alles gut vermengen, bis die Karotten gleichmäßig mit der Marinade bedeckt sind.
6. Die Karottenmischung in saubere Einmachgläser füllen und gut verschließen.
7. Die Einmachgläser mit dem eingemachten Karottensalat an einem kühlen, dunklen Ort aufbewahren.
8. Der Karottensalat ist nach 1-2 Tagen der Durchziehzeit bereit zum Genießen und kann im Kühlschrank für mehrere Wochen aufbewahrt werden.

Tipp: Der eingemachte Karottensalat ist eine köstliche Beilage zu Sandwiches, Burgern oder als frischer Snack. Du kannst ihn nach Belieben mit weiteren Gewürzen und Kräutern wie Petersilie oder Dill verfeinern, um deinen eigenen persönlichen Geschmack zu kreieren.

Eingelegter Karfiol (Blumenkohl)

Zutaten:

- 1 mittelgroßer Karfiol (Blumenkohl)
- 500 ml Weißweinessig
- 250 ml Wasser
- 2 EL Salz
- 2 EL Zucker
- 1 TL Senfkörner
- 1 TL Pfefferkörner
- 3 Knoblauchzehen, geschält und leicht angedrückt
- Einige Zweige frische Kräuter (z. B. Dill oder Petersilie)

Zubereitung:

1. Den Karfiol in kleine Röschen teilen und gründlich unter fließendem Wasser waschen.

2. In einem großen Topf den Weißweinessig, Wasser, Salz, Zucker, Senfkörner, Pfefferkörner, Koriandersamen und Lorbeerblätter aufkochen. Dabei gelegentlich umrühren, bis sich das Salz und der Zucker vollständig aufgelöst haben.

3. Die vorbereiteten Karfiolröschen und die Knoblauchzehen in das kochende Essig-Wasser-Gemisch geben.

4. Die Hitze reduzieren und den Karfiol für ca. 5-7 Minuten in der Essiglösung köcheln lassen, bis er bissfest ist.

5. In der Zwischenzeit die Einmachgläser vorbereiten, indem du sie gründlich reinigst und mit kochendem Wasser ausspülst.

6. Die gekochten Karfiolröschen und Knoblauchzehen mit einem Schaumlöffel aus dem Essig-Wasser-Gemisch entnehmen und gleichmäßig auf die vorbereiteten Einmachgläser verteilen.

7. Die frischen Kräuter auf die Karfiolröschen legen.

8. Die heiße Essiglösung über die Karfiolröschen in den Gläsern gießen, sodass sie vollständig bedeckt sind.

9. Die Gläser gut verschließen und auf einem Küchenhandtuch abkühlen lassen.

Selbstgemachter Ketchup

traditioneller Tomatenketchup

Zutaten:

- 2 kg reife Tomaten, grob gehackt

- 1 große Zwiebel, grob gehackt

- 3 Knoblauchzehen, grob gehackt

- 1 Tasse Apfelessig

- 1/2 Tasse brauner Zucker

- 1 TL Salz

- 2 EL Olivenöl

Zubereitung:

1. In einem großen Topf das Olivenöl erhitzen und die grob gehackte Zwiebel darin bei mittlerer Hitze glasig dünsten.

2. Den gehackten Knoblauch hinzufügen und für etwa 30 Sekunden mitdünsten, bis er duftet.

3. Die grob gehackten Tomaten in den Topf geben und gut umrühren.

4. Den Apfelessig, braunen Zucker und Salz zur Tomatenmischung hinzufügen und alles gut vermengen.

5. Die Ketchup-Mischung zum Kochen bringen und dann die Hitze reduzieren. Die Mischung etwa 1,5 bis 2 Stunden köcheln lassen, bis sie eingedickt ist und die Tomaten zerfallen sind. Gelegentlich umrühren, damit nichts anbrennt.

6. Die Ketchup-Mischung vom Herd nehmen und mit einem Pürierstab oder in einem Mixer glatt pürieren, bis eine gleichmäßige Konsistenz erreicht ist.

7. Den Tomatenketchup in saubere Einmachgläser füllen und gut verschließen.

8. Die Einmachgläser mit dem Tomatenketchup abkühlen lassen und anschließend im Kühlschrank aufbewahren.

Tipp: Das traditionelle Tomatenketchup mit wenig Gewürzen ist eine einfache und natürliche Sauce, die den puren Geschmack der Tomaten betont. Verwende es als klassische Beilage zu Pommes, Burgern, Sandwiches oder als Basis für eigene Saucenkreationen.

Rezept für würziges Curryketchup

Zutaten:

- 500 g passierte Tomaten
- 1 Zwiebel, fein gehackt
- 2 Knoblauchzehen, fein gehackt
- 2 EL Olivenöl
- 2 EL Currypulver
- 1 EL Paprikapulver (edelsüß)
- 1 EL brauner Zucker
- 1 TL Senf
- 1 TL Salz
- 1/2 TL Cayennepfeffer (optional, für zusätzliche Schärfe)
- 1/2 TL gemahlener Piment
- 1/4 TL gemahlener Ingwer
- 1/4 TL gemahlener Kreuzkümmel
- 1/4 TL gemahlener Zimt
- 1/4 TL gemahlener Koriander
- 1/4 TL gemahlener Kurkuma
- 1/4 TL schwarzer Pfeffer
- 1 Tasse Wasser

Zubereitung:

1. In einem Topf das Olivenöl erhitzen und die fein gehackte Zwiebel darin bei mittlerer Hitze glasig dünsten.

2. Den gehackten Knoblauch hinzufügen und für etwa 30 Sekunden mitdünsten, bis er duftet.

3. Das Currypulver und Paprikapulver zur Zwiebel-Knoblauch-Mischung hinzufügen und für etwa 1 Minute unter Rühren anrösten, um die Aromen zu entfalten.

4. Die passierten Tomaten, braunen Zucker, Senf, Salz, Cayennepfeffer (falls verwendet), gemahlenen Piment, gemahlenen Ingwer, gemahlenen Kreuzkümmel, gemahlenen Zimt, gemahlenen Koriander, gemahlenen Kurkuma und schwarzen Pfeffer in den Topf geben.

5. Das Wasser hinzufügen, alles gut vermengen und die Curryketchup-Mischung zum Kochen bringen.

6. Die Hitze reduzieren und die Curryketchup-Mischung für etwa 15-20 Minuten köcheln lassen, bis sie etwas eingedickt ist und die Aromen sich gut entwickelt haben. Gelegentlich umrühren.

7. Den fertigen würzigen Curryketchup vom Herd nehmen und abkühlen lassen.

8. Den abgekühlten Curryketchup mit einem Pürierstab oder in einem Mixer glatt pürieren, bis eine gleichmäßige Konsistenz erreicht ist.

9. Den Curryketchup in saubere Einmachgläser füllen und gut verschließen.

10. Die Einmachgläser mit dem würzigen Curryketchup im Kühlschrank aufbewahren.

Tipp: Das würzige Curryketchup ist eine köstliche und aromatische Variante des klassischen Ketchups. Es passt hervorragend zu Pommes, Burgern, Würstchen, gegrilltem Fleisch oder als Dip für Snacks.

einfaches Paprikaketchup

Zutaten:

- 500 g reife rote Paprikaschoten, entkernt und grob gehackt
- 1 große Zwiebel, grob gehackt
- 2 Knoblauchzehen, grob gehackt
- 1/2 Tasse Apfelessig
- 1/4 Tasse Wasser
- 2 EL Olivenöl
- 2 EL brauner Zucker
- 1 TL Salz

Zubereitung:

1. In einem großen Topf das Olivenöl erhitzen und die grob gehackte Zwiebel darin bei mittlerer Hitze glasig dünsten.
2. Den gehackten Knoblauch hinzufügen und für etwa 30 Sekunden mitdünsten, bis er duftet.
3. Die grob gehackten Paprikaschoten in den Topf geben und gut umrühren.
4. Den Apfelessig, Wasser, braunen Zucker und Salz zur Paprikamischung hinzufügen und alles gut vermengen.
5. Die Paprikaketchup-Mischung zum Kochen bringen und dann die Hitze reduzieren. Die Mischung etwa 15-20 Minuten köcheln lassen, bis die Paprikaschoten weich sind und die Konsistenz eingedickt ist. Gelegentlich umrühren.
6. Die Paprikaketchup-Mischung vom Herd nehmen und abkühlen lassen.
7. Die abgekühlte Paprikaketchup-Mischung mit einem Pürierstab oder in einem Mixer glatt pürieren, bis eine gleichmäßige Konsistenz erreicht ist.
8. Den Paprikaketchup in saubere Einmachgläser füllen und gut verschließen.
9. Die Einmachgläser mit dem Paprikaketchup im Kühlschrank aufbewahren.

Tipp: Das einfache Paprikaketchup ist eine milde und fruchtige Variante des klassischen Ketchups. Es passt hervorragend zu Pommes, gegrilltem Gemüse, Sandwiches oder als Basis für Saucen.

eingemachte Tomatensauce

Zutaten:

- 2 kg reife Tomaten, grob gehackt

- 1 Zwiebel, grob gehackt

- 2 Knoblauchzehen, grob gehackt

- 2 EL Olivenöl

- 2 TL Salz

- 1 TL Zucker

Zubereitung:

1. In einem großen Topf das Olivenöl erhitzen und die grob gehackte Zwiebel darin bei mittlerer Hitze glasig dünsten.

2. Den gehackten Knoblauch hinzufügen und für etwa 30 Sekunden mitdünsten, bis er duftet.

3. Die grob gehackten Tomaten in den Topf geben und gut umrühren.

4. Das Salz und Zucker zur Tomatenmischung hinzufügen und alles gut vermengen.

5. Die Tomatensauce zum Kochen bringen und dann die Hitze reduzieren. Die Sauce etwa 30-40 Minuten köcheln lassen, bis die Tomaten weich sind und die Konsistenz eingedickt ist. Gelegentlich umrühren.

6. Die eingemachte Tomatensauce vom Herd nehmen und abkühlen lassen.

7. Die abgekühlte Tomatensauce mit einem Pürierstab oder in einem Mixer glatt pürieren, bis eine gleichmäßige Konsistenz erreicht ist.

8. Die Tomatensauce in saubere Einmachgläser füllen und gut verschließen.

9. Die Einmachgläser mit der Tomatensauce an einem kühlen, dunklen Ort aufbewahren.

Tipp: Die eingemachte Tomatensauce ist eine vielseitige Basis für viele Gerichte wie Pasta, Pizza, Eintöpfe und Saucen. Du kannst sie nach Bedarf mit weiteren Gewürzen und Kräutern verfeinern, jenach deinem persönlichen Geschmack.

würziges Currryketchup

Zutaten:

- 500 g passierte Tomaten
- 1 Zwiebel, fein gehackt
- 2 Knoblauchzehen, fein gehackt
- 2 EL Olivenöl
- 2 EL Currypulver
- 1 EL Paprikapulver (edelsüß)
- 1 EL brauner Zucker
- 1 TL Senf
- 1 TL Salz
- 1/2 TL Cayennepfeffer (optional, für zusätzliche Schärfe)
- 1/2 TL gemahlener Piment
- 1/4 TL gemahlener Ingwer
- 1/4 TL gemahlener Kreuzkümmel
- 1/4 TL gemahlener Zimt
- 1/4 TL gemahlener Koriander
- 1/4 TL gemahlener Kurkuma
- 1/4 TL schwarzer Pfeffer
- 1 Tasse Wasser

Zubereitung:

1. In einem Topf das Olivenöl erhitzen und die fein gehackte Zwiebel darin bei mittlerer Hitze glasig dünsten.
2. Den gehackten Knoblauch hinzufügen und für etwa 30 Sekunden mitdünsten, bis er duftet.
3. Das Currypulver und Paprikapulver zur Zwiebel-Knoblauch-Mischung hinzufügen und für etwa 1 Minute unter Rühren anrösten, um die Aromen zu entfalten.

4. Die passierten Tomaten, braunen Zucker, Senf, Salz, Cayennepfeffer (falls verwendet), gemahlenen Piment, gemahlenen Ingwer, gemahlenen Kreuzkümmel, gemahlenen Zimt, gemahlenen Koriander, gemahlenen Kurkuma und schwarzen Pfeffer in den Topf geben.

5. Das Wasser hinzufügen, alles gut vermengen und die Curryketchup-Mischung zum Kochen bringen.

6. Die Hitze reduzieren und die Curryketchup-Mischung für etwa 15-20 Minuten köcheln lassen, bis sie etwas eingedickt ist und die Aromen sich gut entwickelt haben. Gelegentlich umrühren.

7. Den fertigen würzigen Curryketchup vom Herd nehmen und abkühlen lassen.

8. Den abgekühlten Curryketchup mit einem Pürierstab oder in einem Mixer glatt pürieren, bis eine gleichmäßige Konsistenz erreicht ist.

9. Den Curryketchup in saubere Einmachgläser füllen und gut verschließen.

10. Die Einmachgläser mit dem würzigen Curryketchup im Kühlschrank aufbewahren.

Tipp: Das würzige Curryketchup ist eine köstliche und aromatische Variante des klassischen Ketchups. Es passt hervorragend zu Pommes, Burgern, Würstchen, gegrilltem Fleisch oder als Dip für Snacks.

einfaches Paprikaketchup:

Zutaten:

- 500 g reife rote Paprikaschoten, entkernt und grob gehackt
- 1 große Zwiebel, grob gehackt
- 2 Knoblauchzehen, grob gehackt
- 1/2 Tasse Apfelessig
- 1/4 Tasse Wasser
- 2 EL Olivenöl
- 2 EL brauner Zucker
- 1 TL Salz

Zubereitung:

1. In einem großen Topf das Olivenöl erhitzen und die grob gehackte Zwiebel darin bei mittlerer Hitze glasig dünsten.
2. Den gehackten Knoblauch hinzufügen und für etwa 30 Sekunden mitdünsten, bis er duftet.
3. Die grob gehackten Paprikaschoten in den Topf geben und gut umrühren.
4. Den Apfelessig, Wasser, braunen Zucker und Salz zur Paprikamischung hinzufügen und alles gut vermengen.
5. Die Paprikaketchup-Mischung zum Kochen bringen und dann die Hitze reduzieren. Die Mischung etwa 15-20 Minuten köcheln lassen, bis die Paprikaschoten weich sind und die Konsistenz eingedickt ist. Gelegentlich umrühren.
6. Die Paprikaketchup-Mischung vom Herd nehmen und abkühlen lassen.
7. Die abgekühlte Paprikaketchup-Mischung mit einem Pürierstab oder in einem Mixer glatt pürieren, bis eine gleichmäßige Konsistenz erreicht ist.
8. Den Paprikaketchup in saubere Einmachgläser füllen und gut verschließen.
9. Die Einmachgläser mit dem Paprikaketchup im Kühlschrank aufbewahren.

Tipp: Das einfache Paprikaketchup ist eine milde und fruchtige Variante des klassischen Ketchups. Es passt hervorragend zu Pommes, gegrilltem Gemüse, Sandwiches oder als Basis für Saucen.

Scharfe Chilipaste zum Würzen

Zutaten

- 12 frische Chilischoten
- ½ roter Paprika
- 1 rote Zwiebel
- 2 Knoblauchzehen
- 2 EL dunkler Balsamico-Essig
- 1 TL Zucker

Zubereitung

1. 8 Chilischoten halbieren und Samen sowie weiße Scheidewände entfernen. Chilischoten, Paprika, Zwiebel und Knoblauch in feine Würfel schneiden.

2. Gemüsewürfelchen in einen Topf geben und mit Wasser aufgießen, sodass das Gemüse nicht ganz bedeckt ist. Bei geschlossenem Deckel und geringer Hitze etwa 20 Minuten köcheln lassen.

3. Essig und Zucker zugeben und die Masse mit dem Zauberstab fein pürieren. Nochmals Zutaten auf dem Herd bei kleiner Hitze einkochen, bis die gewünschte Konsistenz erreicht ist.

4. Paste in kleine, heiß ausgespülte Gläser füllen,verschließen.

Knoblauchpaste:

Zutaten:

- 1 große Knolle Knoblauch
- 2 EL Olivenöl (extra vergine)
- 1 Prise Salz

Zubereitung:

1. Die Knoblauchknolle vorsichtig auf ein Schneidebrett legen und mit einem scharfen Messer die Spitze der Knoblauchknolle abschneiden, sodass die einzelnen Knoblauchzehen freigelegt werden.

2. Die einzelnen Knoblauchzehen mit der flachen Seite des Messers leicht andrücken, um die Schale zu lösen. Anschließend die Schale von den Zehen entfernen.

3. Die geschälten Knoblauchzehen grob zerkleinern und in einen Mixer oder eine Küchenmaschine geben.

4. Das Olivenöl und eine Prise Salz zu den Knoblauchzehen in den Mixer geben.

5. Alles zu einer glatten Paste pürieren.

6. Die fertige Knoblauchpaste in ein sauberes Einmachglas füllen und das Glas gut verschließen.

7. Die Knoblauchpaste im Kühlschrank aufbewahren.

Tipp: Die Knoblauchpaste ist eine praktische und vielseitige Möglichkeit, den intensiven Geschmack von Knoblauch in verschiedenen Gerichten zu nutzen köstliche Marinade für Grillgerichte nutzen. Da die Knoblauchpaste bereits zerkleinert ist, spart sie Zeit bei der Zubereitung und verleiht deinen Speisen den unverwechselbaren Geschmack von frischem Knoblauch.. Du kannst die Knoblauchpaste als Würzpaste für Fleisch, Fisch oder Gemüse verwenden, als Basis für Saucen oder Dressings einsetzen oder als

Eingemachte Tomaten Variationen

einfache Tomatensauce für Pasta

Zutaten:

- 2 kg reife Tomaten, grob gehackt

- 1 Zwiebel, grob gehackt

- 2 Knoblauchzehen, grob gehackt

- 2 EL Olivenöl

- 2 TL Salz

- 1 TL Zucker

Zubereitung:

1. In einem großen Topf das Olivenöl erhitzen und die grob gehackte Zwiebel darin bei mittlerer Hitze glasig dünsten.

2. Den gehackten Knoblauch hinzufügen und für etwa 30 Sekunden mitdünsten, bis er duftet.

3. Die grob gehackten Tomaten in den Topf geben und gut umrühren.

4. Das Salz und Zucker zur Tomatenmischung hinzufügen und alles gut vermengen.

5. Die Tomatensauce zum Kochen bringen und dann die Hitze reduzieren. Die Sauce etwa 30-40 Minuten köcheln lassen, bis die Tomaten weich sind und die Konsistenz eingedickt ist. Gelegentlich umrühren.

6. Die eingemachte Tomatensauce vom Herd nehmen und abkühlen lassen.

7. Die abgekühlte Tomatensauce mit einem Pürierstab oder in einem Mixer glatt pürieren, bis eine gleichmäßige Konsistenz erreicht ist.

8. Die Tomatensauce in saubere Einmachgläser füllen und gut verschließen.

9. Die Einmachgläser mit der Tomatensauce an einem kühlen, dunklen Ort aufbewahren.

Tipp: Die eingemachte Tomatensauce ist eine vielseitige Basis für viele Gerichte wie Pasta, Pizza, Eintöpfe und Saucen. Du kannst sie nach Bedarf mit weiteren Gewürzen und Kräutern verfeinern, je nach deinem persönlichen Geschmack.

würzige Pizzasauce im Glas

Zutaten:

- 800 g passierte Tomaten

- 2 Knoblauchzehen, fein gehackt

- 1 kleine Zwiebel, fein gehackt

- 2 EL Olivenöl

- 1 TL getrocknetes Basilikum

- 1 TL getrockneter Oregano

- 1/2 TL getrockneter Thymian

- 1/2 TL Zucker

- 1/2 TL Salz

- 1/4 TL schwarzer Pfeffer

- Optional: eine Prise Chiliflocken für eine pikante Note

- Einmachgläser mit Deckel

Zubereitung:

1. In einem Topf das Olivenöl erhitzen und die gehackte Zwiebel darin bei mittlerer Hitze glasig dünsten.

2. Den gehackten Knoblauch hinzufügen und für etwa 30 Sekunden mitdünsten, bis er duftet.

3. Die passierten Tomaten in den Topf geben und gut umrühren.

4. Das Basilikum, Oregano, Thymian, Zucker, Salz und schwarzen Pfeffer zur Tomatensauce hinzufügen. Optional Chiliflocken für eine pikante Note hinzufügen.

5. Die Sauce zum Kochen bringen, dann die Hitze reduzieren und die Pizzasauce für etwa 15-20 Minuten köcheln lassen, damit sich die Aromen gut entfalten und die Sauce etwas eindickt. Gelegentlich umrühren.

6. Die würzige Pizzasauce in saubere Einmachgläser füllen und gut verschließen.

   Die Gläser mit der Pizzasauce abkühlen lassen und anschließend im Kühlschrank aufbewahren.

Tipp: Die würzige Pizzasauce im Glas eignet sich perfekt als Grundlage für deine selbstgemachte Pizza. Einfach auf den Pizzateig streichen und nach Belieben mit Käse, Gemüse und anderen Zutaten belegen.

italienische Tomatensauce mit Basilikum

Zutaten:

- 2 kg reife Tomaten, gehäutet und grob gehackt

- 2 Zwiebeln, fein gehackt

- 4 Knoblauchzehen, fein gehackt

- 1/2 Tasse Olivenöl

- 2 TL getrockneter Oregano

- 2 TL getrockneter Thymian

- 3 EL Tomatenmark

- 2 TL Zucker

- 2 TL Salz

- Eine Handvoll frische Basilikumblätter, grob gehackt

- Einmachgläser mit Deckel

Zubereitung:

1. Die Tomaten häuten, entkernen und grob hacken.

2. In einem großen Topf das Olivenöl erhitzen und die fein gehackten Zwiebeln darin bei mittlerer Hitze glasig dünsten.

3. Den gehackten Knoblauch hinzufügen und für etwa 30 Sekunden mitdünsten, bis er duftet.

4. Die gehackten Tomaten, getrockneten Oregano und Thymian in den Topf geben und gut umrühren.

5. Das Tomatenmark und den Zucker zur Tomatensauce hinzufügen und alles gut vermengen.

6. Die Sauce zum Kochen bringen, dann die Hitze reduzieren und die Tomatensauce für etwa 1 Stunde köcheln lassen, bis sie stark eingedickt ist und die Tomaten weich sind. Gelegentlich umrühren.

7. Die frischen Basilikumblätter zur Tomatensauce geben und unterrühren. Die Sauce noch für weitere 5 Minuten köcheln lassen, damit sich das Aroma des Basilikums entfalten kann.

8. Die heiße Tomatensauce in saubere, vorbereitete Einmachgläser füllen, dabei darauf achten, dass die Gläser gut verschlossen sind.

Letscho im Glas

Zutaten:

- 2 kg reife Paprikaschoten (verschiedene Farben), entkernt und grob gehackt

- 1 kg reife Tomaten, gehäutet und grob gehackt

- 2 Zwiebeln, fein gehackt

- 4 Knoblauchzehen, fein gehackt

- 1/2 Tasse Sonnenblumenöl

- 3 EL Zucker

- 2 EL Paprikapulver (edelsüß)

- 2 TL Salz

- Einmachgläser mit Deckel

Zubereitung:

1. Die Paprikaschoten waschen, entkernen und grob hacken. Die Tomaten kreuzweise einritzen, in kochendem Wasser für etwa 1 Minute blanchieren und anschließend in kaltem Wasser abschrecken. Die Haut abziehen, die Tomaten halbieren, die Kerne entfernen und das Fruchtfleisch grob hacken.

2. In einem großen Topf das Sonnenblumenöl erhitzen und die fein gehackten Zwiebeln darin bei mittlerer Hitze glasig dünsten.

3. Den gehackten Knoblauch hinzufügen und für etwa 30 Sekunden mitdünsten, bis er duftet.

1. Die grob gehackten Paprikaschoten und Tomaten in den Topf geben und gut umrühren.

2. Das Paprikapulver, Zucker und Salz zur Letscho-Mischung hinzufügen und alles gut vermengen.

3. Die Letscho zum Kochen bringen, dann die Hitze reduzieren und die Mischung für etwa 1 Stunde köcheln lassen, bis die Paprikaschoten weich sind und sich die Aromen gut entwickelt haben. Gelegentlich umrühren.

4. Die heiße Letscho in saubere, vorbereitete Einmachgläser füllen, dabei darauf achten, dass die Gläser gut verschlossen sind.

5. Die Einmachgläser in einem großen Topf mit kochendem Wasser für ca. 30 Minuten einkochen lassen, um das Letscho haltbar zu machen.

Chutneys

Kürbis Chutney

Zutaten:

- 500 g Kürbis (z. B. Hokkaido oder Butternut), geschält und in kleine Würfel geschnitten

- 1 Zwiebel, fein gehackt

- 1 Knoblauchzehe, fein gehackt

- 1 Stück frischer Ingwer (ca. 2 cm), fein gehackt

- 150 ml Apfelessig

- 100 g brauner Zucker

- 1 TL Senfkörner

- 1/2 TL gemahlener Zimt

- 1/4 TL gemahlener Kurkuma

- 1/4 TL gemahlener Ingwer

- 1/4 TL gemahlene Nelken

- Salz nach Geschmack

Zubereitung:

1. In einem großen Topf den Apfelessig und den braunen Zucker bei mittlerer Hitze erhitzen, bis sich der Zucker vollständig aufgelöst hat.

2. Die gehackte Zwiebel, Knoblauch und Ingwer hinzufügen und für etwa 2-3 Minuten anbraten, bis sie weich werden und duften.

3. Die Kürbiswürfel in den Topf geben und gut umrühren, sodass sie mit der Zwiebelmischung bedeckt sind.

4. Die Gewürze (Senfkörner, Zimt, Kurkuma, gemahlener Ingwer und Nelken) hinzufügen und alles gut vermischen.

5. Die Hitze reduzieren und das Kürbis Chutney für ca. 20-25 Minuten köcheln lassen, bis der Kürbis weich und die Flüssigkeit eingedickt ist. Gelegentlich umrühren, um ein Anbrennen zu verhindern.

6. Das Kürbischutney mit Salz abschmecken und gegebenenfalls nach eigenem Geschmack nachwürzen.

7. Das Kürbischutney in saubere Einmachgläser füllen und die Gläser gut verschließen.

8. Die Gläser mit dem Kürbischutney an einem kühlen, dunklen Ort aufbewahren.

9. Das Kürbischutney ist nach 1-2 Tagen der Durchziehzeit bereit zum Genießen und kann im Kühlschrank für mehrere Wochen aufbewahrt werden.

10.

Beete Chutney:

Zutaten:

- 500 g Rote Beete, geschält und gewürfelt
- 1 Zwiebel, fein gehackt
- 2 Knoblauchzehen, fein gehackt
- 2 Äpfel, geschält und gewürfelt
- 100 g brauner Zucker
- 150 ml Apfelessig
- 1 Zimtstange
- 1 TL Senfkörner
- 1/2 TL gemahlener Ingwer
- 1/4 TL gemahlene Nelken
- Salz nach Geschmack

Zubereitung:

1. In einem großen Topf den Apfelessig und braunen Zucker bei mittlerer Hitze erhitzen, bis sich der Zucker vollständig aufgelöst hat.
2. Die gehackte Zwiebel und Knoblauch in den Topf geben und für etwa 2-3 Minuten anbraten, bis sie weich werden und duften.
3. Die gewürfelte Rote Beete und die Apfelstücke hinzufügen und alles gut umrühren.
4. Die Zimtstange, Senfkörner, gemahlenen Ingwer und Nelken in den Topf geben und gut vermischen.
5. Die Hitze reduzieren und das Chutney für ca. 25-30 Minuten köcheln lassen, bis die Rote Beete weich ist und die Flüssigkeit eingedickt ist. Gelegentlich umrühren, um ein Anbrennen zu verhindern.
6. Das Rote Beete Chutney mit Salz abschmecken und gegebenenfalls nach eigenem Geschmack nachwürzen.
7. Die Zimtstange entfernen und das Chutney in saubere Einmachgläser füllen.
8. Die Gläser gut verschließen und das Rote Beete Chutney an einem kühlen, dunklen Ort aufbewahren.

9. Das Chutney ist nach 1-2 Tagen der Durchziehzeit bereit zum Genießen und kann im Kühlschrank für mehrere Wochen aufbewahrt werden.

Tipp: Das Rote Beete Chutney passt hervorragend zu Käse, Fleischgerichten, Sandwiches oder als Beilage zu gebratenem Gemüse. Es verleiht deinen Speisen eine fruchtig-würzige Note und ist eine wunderbare Art, die köstliche Rote Beete zu genießen und zu konservieren.

Zwiebel Chutney:

Zutaten:

- 500 g Zwiebeln, in dünnen Scheiben geschnitten
- 100 g brauner Zucker
- 100 ml Rotweinessig
- 50 ml Balsamico-Essig
- 2 EL Olivenöl
- 1 TL Senfkörner
- 1/2 TL gemahlener Zimt
- 1/4 TL gemahlener Ingwer
- Prise gemahlene Nelken
- Salz und Pfeffer nach Geschmack

Zubereitung:

1. In einer großen Pfanne das Olivenöl bei mittlerer Hitze erhitzen.

2. Die dünn geschnittenen Zwiebelscheiben in die Pfanne geben und für ca. 10-15 Minuten unter gelegentlichem Rühren dünsten, bis sie weich und leicht karamellisiert sind.

3. Den braunen Zucker über die Zwiebeln streuen und gut vermischen, bis der Zucker geschmolzen ist.

4. Die Rotweinessig und Balsamico-Essig hinzufügen und alles gut umrühren.

5. Die Senfkörner, gemahlenen Zimt, gemahlenen Ingwer und eine Prise gemahlene Nelken in die Pfanne geben und gut vermengen.

6. Das Chutney für weitere 15-20 Minuten köcheln lassen, bis die Flüssigkeit reduziert ist und eine sirupartige Konsistenz entsteht.

7. Das Zwiebelchutney mit Salz und Pfeffer abschmecken und gegebenenfalls nach eigenem Geschmack nachwürzen.

8. Das fertige Zwiebelchutney in saubere Einmachgläser füllen und die Gläser gut verschließen.

9. Die Gläser mit dem Zwiebelchutney an einem kühlen, dunklen Ort aufbewahren.

10. Das Chutney ist nach 1-2 Tagen der Durchziehzeit bereit zum Genießen und kann im Kühlschrank für mehrere Wochen aufbewahrt werden.

Tipp: Das Zwiebelchutney passt wunderbar zu Käseplatten, Fleischgerichten, Sandwiches oder auch zu Gegrilltem. Es verleiht deinen Speisen eine süß-würzige Note und ist eine köstliche Möglichkeit, Zwiebeln auf eine besondere Art und Weise zu konservieren und zu genießen.

Chili-Senf Chutney

Zutaten:

- 100 g rote Chilischoten, entkernt und fein gehackt
- 2 Knoblauchzehen, fein gehackt
- 1 Zwiebel, fein gehackt
- 2 EL Senfsaat (z. B. schwarze oder gelbe Senfkörner)
- 2 EL brauner Zucker
- 100 ml Apfelessig
- 2 EL Olivenöl
- 1/2 TL gemahlener Kurkuma
- 1/4 TL gemahlener Ingwer
- Salz nach Geschmack

Zubereitung:

1. In einem kleinen Topf das Olivenöl bei mittlerer Hitze erhitzen.

2. Die gehackte Zwiebel und Knoblauch in den Topf geben und für ca. 2-3 Minuten anbraten, bis sie weich werden und duften.

3. Die fein gehackten Chilischoten hinzufügen und für weitere 2-3 Minuten anbraten, bis sie leicht gebräunt sind.

4. Die Senfsaat in den Topf geben und für etwa 1 Minute rösten, bis sie duften.

5. Den braunen Zucker, Apfelessig, gemahlenen Kurkuma und gemahlenen Ingwer in den Topf geben und alles gut umrühren.

6. Das Chutney für ca. 10-15 Minuten köcheln lassen, bis die Flüssigkeit reduziert ist und eine sämige Konsistenz entsteht. Gelegentlich umrühren, um ein Anbrennen zu verhindern.

7. Das Chili-Senf Chutney mit Salz abschmecken und gegebenenfalls nach eigenem Geschmack nachwürzen.

8. Das fertige Chutney in saubere Einmachgläser füllen und die Gläser gut verschließen.

9. Die Gläser mit dem Chili-Senf Chutney an einem kühlen, dunklen Ort aufbewahren.

10. Das Chutney ist nach 1-2 Tagen der Durchziehzeit bereit zum Genießen und kann im Kühlschrank für mehrere Wochen aufbewahrt werden.

Tipp: Das Chili-Senf Chutney verleiht vielen Gerichten eine scharfe und würzige Note. Es passt hervorragend zu gegrilltem Fleisch, Sandwiches, Burger oder auch zu Käseplatten. Du kannst die Schärfe des Chutneys nach Belieben anpassen, indem du mehr oder weniger Chilischoten verwendest.

Zucchini-Chutney

Zutaten:

- 500 g Zucchini, gewaschen und in kleine Würfel geschnitten

- 1 Zwiebel, fein gehackt

- 2 Knoblauchzehen, fein gehackt

- 1 rote Paprikaschote, entkernt und in kleine Würfel geschnitten

- 200 g brauner Zucker

- 150 ml Apfelessig

- 2 EL Olivenöl

- 1 TL Senfkörner

- 1 TL gemahlener Kurkuma

- 1 TL gemahlener Ingwer

- 1/2 TL gemahlene Nelken

- 1/2 TL gemahlener Zimt

- Salz nach Geschmack

Zubereitung:

1. In einem großen Topf das Olivenöl bei mittlerer Hitze erhitzen.

2. Die gehackte Zwiebel und Knoblauch in den Topf geben und für ca. 2-3 Minuten anbraten, bis sie weich werden und duften.

3. Die Zucchiniwürfel und die rote Paprikaschote hinzufügen und alles gut umrühren.

4. Den braunen Zucker und Apfelessig in den Topf geben und gut vermischen.

5. Die Senfkörner, gemahlenen Kurkuma, gemahlenen Ingwer, gemahlene Nelken und gemahlenen Zimt hinzufügen und alles gut vermengen.

6. Das Chutney für ca. 20-25 Minuten köcheln lassen, bis die Zucchini und Paprikastücke weich sind und die Flüssigkeit eingedickt ist. Gelegentlich umrühren, um ein Anbrennen zu verhindern.

7. Das Zucchini-Chutney mit Salz abschmecken und gegebenenfalls nach eigenem Geschmack nachwürzen. Das fertige Chutney in saubere Einmachgläser füllen und die Gläser gut verschließen. Nach dem Auskühlen ca. 6Wochen im Kühlschrank Haltbar.

Pestos

Pilzpesto:

Zutaten:

- 200 g Pilze (z. B. Champignons oder Pfifferlinge), geputzt und in kleine Stücke geschnitten
- 50 g geröstete Pinienkerne
- 50 g frisch geriebener Parmesan
- 2 Knoblauchzehen, geschält
- 1 Handvoll frisches Basilikum
- 1/2 Zitrone, Saft und abgeriebene Schale
- 100 ml Olivenöl
- Salz und Pfeffer nach Geschmack

Zubereitung:

1. Die Pilzstücke in einer Pfanne bei mittlerer Hitze anbraten, bis sie leicht gebräunt und weich sind. Gegebenenfalls etwas Olivenöl hinzufügen, um das Anbraten zu erleichtern. Die Pilze abkühlen lassen.

2. In einer Pfanne ohne Öl die Pinienkerne leicht rösten, bis sie goldbraun sind und duften.

3. Die abgekühlten Pilze und gerösteten Pinienkerne zusammen mit dem frisch geriebenen Parmesan, Knoblauchzehen, frischem Basilikum, Zitronensaft und abgeriebener Zitronenschale in einem Mixer oder einer Küchenmaschine geben.

4. Alles zu einer groben Paste pürieren.

5. Während des Mixens das Olivenöl langsam hinzufügen, bis das Pesto die gewünschte Konsistenz erreicht hat.

6. Das Pilzpesto mit Salz und Pfeffer abschmecken und gegebenenfalls nach eigenem Geschmack nachwürzen.

7. Das fertige Pilzpesto in saubere Einmachgläser füllen und die Gläser gut verschließen.

8. Die Gläser mit dem Pilzpesto im Kühlschrank aufbewahren.

Auberginen Pesto

Zutaten:

- 2 mittelgroße Auberginen
- 50 g geröstete Mandeln
- 50 g frisch geriebener Pecorino oder Parmesan
- 2 Knoblauchzehen, geschält
- 1 Handvoll frisches Basilikum
- Saft von 1/2 Zitrone
- 100 ml Olivenöl
- Salz und Pfeffer nach Geschmack

Zubereitung:

1. Die Auberginen gründlich waschen und mit einer Gabel mehrmals einstechen. Die Auberginen auf ein Backblech legen und im vorgeheizten Backofen bei 200°C ca. 40-50 Minuten backen, bis sie weich sind und die Haut leicht gebräunt ist.

2. Die gebackenen Auberginen aus dem Ofen nehmen und etwas abkühlen lassen. Anschließend die Haut abziehen und das Fruchtfleisch grob zerkleinern.

3. In einer Pfanne ohne Öl die Mandeln leicht rösten, bis sie goldbraun sind und duften.

4. Das Auberginenfruchtfleisch, geröstete Mandeln, frisch geriebenen Pecorino oder Parmesan, Knoblauchzehen, frisches Basilikum und Zitronensaft in einem Mixer oder einer Küchenmaschine geben.

5. Alles zu einer groben Paste pürieren.

6. Während des Mixens das Olivenöl langsam hinzufügen, bis das Pesto die gewünschte Konsistenz erreicht hat.

7. Das Auberginen Pesto mit Salz und Pfeffer abschmecken und gegebenenfalls nach eigenem Geschmack nachwürzen.

8. Das fertige Auberginen Pesto in saubere Einmachgläser füllen und die Gläser gut verschließen.

9. Die Gläser mit dem Auberginen Pesto im Kühlschrank aufbewahren.

Tipp: Das Auberginen Pesto ist eine köstliche und cremige Alternative zum klassischen Pesto und eignet sich hervorragend als Brotaufstrich, zu Nudeln, als Dip oder auch als Beilage zu gegrilltem Gemüse.

Bärlauch Pesto:

Zutaten:

- 100 g frischer Bärlauch, gewaschen und grob gehackt
- 50 g geröstete Pinienkerne
- 50 g frisch geriebener Parmesan
- 2 Knoblauchzehen, geschält
- Saft von 1/2 Zitrone
- 100 ml Olivenöl (extra vergine)
- Salz und Pfeffer nach Geschmack

Zubereitung:

1. Den gewaschenen Bärlauch grob hacken und in einem Mixer oder einer Küchenmaschine zerkleinern.
2. Die gerösteten Pinienkerne, frisch geriebenen Parmesan, Knoblauchzehen und Zitronensaft zum Bärlauch hinzufügen.
3. Alles zu einer groben Paste pürieren.
4. Während des Mixens das Olivenöl langsam hinzufügen, bis das Pesto die gewünschte Konsistenz erreicht hat.
5. Das Bärlauchpesto mit Salz und Pfeffer abschmecken und gegebenenfalls nach eigenem Geschmack nachwürzen.
6. Das fertige Bärlauch Pesto in saubere Einmachgläser füllen und die Gläser gut verschließen.
7. Die Gläser mit dem Bärlauch Pesto im Kühlschrank aufbewahren.

Tipp: Das Bärlauch Pesto ist eine köstliche und aromatische Variante des klassischen Pesto und eignet sich hervorragend als Brotaufstrich, zu Nudeln, als Sauce für Fleisch oder auch als Dip für frisches Gemüse. Es verleiht deinen Gerichten den typisch frischen Bärlauch Geschmack und ist eine wunderbare Möglichkeit, den würzigen Wildknoblauch zu konservieren und das ganze Jahr über zu genießen.

Knoblauch Pesto

Zutaten:

- 1 Bund frischer Petersilie
- 6-8 Knoblauchzehen
- 50 g geriebener Parmesan oder Pecorino
- 50 g geröstete Pinienkerne
- Saft von 1/2 Zitrone
- 100 ml Olivenöl (extra vergine)
- Salz und Pfeffer nach Geschmack

Zubereitung:

1. Die frische Petersilie gründlich waschen und grob hacken.
2. Die geschälten Knoblauchzehen grob zerkleinern.
3. In einem Mixer oder einer Küchenmaschine die Petersilie, Knoblauchzehen, geriebenen Parmesan oder Pecorino, gerösteten Pinienkerne und Zitronensaft geben.
4. Alles zu einer groben Paste pürieren.
5. Während des Mixens das Olivenöl langsam hinzufügen, bis das Pesto die gewünschte Konsistenz erreicht hat.
6. Das Knoblauchpesto mit Salz und Pfeffer abschmecken und gegebenenfalls nach eigenem Geschmack nachwürzen.
7. Das fertige Knoblauchpesto in saubere Einmachgläser füllen und die Gläser gut verschließen.
8. Die Gläser mit dem Knoblauchpesto im Kühlschrank aufbewahren.

Tipp: Das Knoblauchpesto ist eine köstliche und würzige Variante des klassischen Pesto und eignet sich hervorragend als Brotaufstrich, zu Nudeln, als Sauce für Fleisch oder Fisch oder auch als Marinade für gegrilltes Gemüse. Es verleiht deinen Gerichten den intensiven Geschmack von Knoblauch und ist eine leckere Möglichkeit, den würzigen Geschmack in verschiedenen Gerichten zu genießen.

Pesto alla Rosso

Zutaten:

- 200 g getrocknete Tomaten (in Öl eingelegt), abgetropft
- 50 g geröstete Mandeln
- 50 g frisch geriebener Parmesan oder Pecorino
- 2 Knoblauchzehen, geschält
- 1 Handvoll frisches Basilikum
- 1/2 TL getrockneter Oregano
- 1/2 TL getrockneter Thymian
- 100 ml Olivenöl (extra vergine)
- Salz und Pfeffer nach Geschmack

Zubereitung:

1. Die abgetropften getrockneten Tomaten grob zerkleinern.
2. In einem Mixer oder einer Küchenmaschine die getrockneten Tomaten, geröstete Mandeln, geriebenen Parmesan oder Pecorino, Knoblauchzehen, frisches Basilikum, getrockneten Oregano und getrockneten Thymian geben.
3. Alles zu einer groben Paste pürieren.
4. Während des Mixens das Olivenöl langsam hinzufügen, bis das Pesto die gewünschte Konsistenz erreicht hat.
5. Das Pesto alla Rosso mit Salz und Pfeffer abschmecken und gegebenenfalls nach eigenem Geschmack nachwürzen.
6. Das fertige Pesto alla Rosso in saubere Einmachgläser füllen und die Gläser gut verschließen.
7. Die Gläser mit dem Pesto alla Rosso im Kühlschrank aufbewahren.

Tipp: Pesto alla Rosso ist eine köstliche Variante des klassischen Pesto mit getrockneten Tomaten, die dem Pesto eine herrlich rote Farbe und einen intensiven Tomatengeschmack verleiht. Es eignet sich hervorragend als Brotaufstrich, zu Nudeln, als Dip oder auch als Würzpaste für verschiedene Gerichte. Das Pesto alla Rosso ist eine aromatische und vielseitige Möglichkeit, Gerichte mit einem mediterranen Flair zu verfeinern und zu genießen.

Petersilien-Pesto

Zutaten:

- 1 Bund frische Petersilie

- 50 g geröstete Pinienkerne oder Walnüsse

- 50 g frisch geriebener Parmesan oder Pecorino

- 2 Knoblauchzehen, geschält

- Saft von 1/2 Zitrone

- 100 ml Olivenöl (extra vergine)

- Salz und Pfeffer nach Geschmack

Zubereitung:

1. Die frische Petersilie gründlich waschen und die Stiele entfernen.

2. Die Petersilie grob hacken.

3. In einem Mixer oder einer Küchenmaschine die gehackte Petersilie, geröstete Pinienkerne oder Walnüsse, geriebenen Parmesan oder Pecorino, Knoblauchzehen und Zitronensaft geben.

4. Alles zu einer groben Paste pürieren.

5. Während des Mixens das Olivenöl langsam hinzufügen, bis das Pesto die gewünschte Konsistenz erreicht hat.

6. Das Petersilien-Pesto mit Salz und Pfeffer abschmecken und gegebenenfalls nach eigenem Geschmack nachwürzen.

7. Das fertige Petersilien-Pesto in saubere Einmachgläser füllen und die Gläser gut verschließen.

8. Die Gläser mit dem Petersilien-Pesto im Kühlschrank aufbewahren.

Tipp: Petersilien-Pesto ist eine frische und würzige Variante des klassischen Pesto und eignet sich hervorragend als Brotaufstrich, zu Nudeln, als Sauce für Fleisch oder Fisch oder auch als Dip für frisches Gemüse. Es verleiht deinen Gerichten den intensiven Geschmack von Petersilie und ist eine köstliche Möglichkeit, das kräuterige Aroma in verschiedenen Gerichten zu genießen.

Rucola Pesto

Zutaten:

- 100 g frischer Rucola

- 50 g geröstete Pinienkerne oder Walnüsse

- 50 g frisch geriebener Parmesan oder Pecorino

- 2 Knoblauchzehen, geschält

- Saft von 1/2 Zitrone

- 100 ml Olivenöl (extra vergine)

- Salz und Pfeffer nach Geschmack

Zubereitung:

1. Den frischen Rucola gründlich waschen und trocken schütteln.

2. Die gerösteten Pinienkerne oder Walnüsse grob hacken.

3. In einem Mixer oder einer Küchenmaschine den Rucola, geröstete Pinienkerne oder Walnüsse, geriebenen Parmesan oder Pecorino, Knoblauchzehen und Zitronensaft geben.

4. Alles zu einer groben Paste pürieren.

5. Während des Mixens das Olivenöl langsam hinzufügen, bis das Pesto die gewünschte Konsistenz erreicht hat.

6. Das Rucola Pesto mit Salz und Pfeffer abschmecken und gegebenenfalls nach eigenem Geschmack nachwürzen.

7. Das fertige Rucola Pesto in saubere Einmachgläser füllen und die Gläser gut verschließen.

8. Die Gläser mit dem Rucola Pesto im Kühlschrank aufbewahren.

Tipp: Rucola Pesto ist eine würzige und aromatische Variante des klassischen Pesto und eignet sich hervorragend als Brotaufstrich, zu Nudeln, als Sauce für Fleisch oder Fisch oder auch als Dip für frisches Gemüse. Es verleiht deinen Gerichten den intensiven Geschmack von Rucola und ist eine köstliche Möglichkeit, das pfeffrige Aroma in verschiedenen Gerichten zu genießen.

Kohlrabi-Pesto

Zutaten:

- 1 Kohlrabi, geschält und in kleine Stücke geschnitten
- 50 g geröstete Mandeln oder Pinienkerne
- 50 g frisch geriebener Parmesan oder Pecorino
- 2 Knoblauchzehen, geschält
- Saft von 1/2 Zitrone
- 100 ml Olivenöl (extra vergine)
- Salz und Pfeffer nach Geschmack

Zubereitung:

1. Die geschälten Kohlrabi-Stücke in einem Topf mit Wasser zum Kochen bringen und für etwa 5-7 Minuten kochen, bis sie weich sind. Anschließend abtropfen lassen und etwas abkühlen lassen.

2. In einer Pfanne ohne Öl die Mandeln oder Pinienkerne leicht rösten, bis sie goldbraun sind und duften.

3. In einem Mixer oder einer Küchenmaschine die gekochten Kohlrabi-Stücke, geröstete Mandeln oder Pinienkerne, geriebenen Parmesan oder Pecorino, Knoblauchzehen und Zitronensaft geben.

4. Alles zu einer groben Paste pürieren.

5. Während des Mixens das Olivenöl langsam hinzufügen, bis das Pesto die gewünschte Konsistenz erreicht hat.

6. Das Kohlrabi-Pesto mit Salz und Pfeffer abschmecken und gegebenenfalls nach eigenem Geschmack nachwürzen.

7. Das fertige Kohlrabi-Pesto in saubere Einmachgläser füllen und die Gläser gut verschließen.

8. Die Gläser mit dem Kohlrabi-Pesto im Kühlschrank aufbewahren.

Tipp: Kohlrabi-Pesto ist eine erfrischende und leichte Variante des klassischen Pesto und eignet sich hervorragend als Brotaufstrich, zu Nudeln, als Sauce für Gemüse oder Fisch oder auch als Dip für frisches Gemüse. Es verleiht deinen Gerichten den milden Geschmack von Kohlrabi und ist eine köstliche Möglichkeit, das gesunde Gemüse auf eine neue und leckere Weise zu genießen.

Petersiliengrün-Pesto

Zutaten:

- 1 Bund frisches Petersiliengrün

- 50 g geröstete Mandeln oder Walnüsse

- 50 g frisch geriebener Parmesan oder Pecorino

- 2 Knoblauchzehen, geschält

- Saft von 1/2 Zitrone

- 100 ml Olivenöl

- Salz und Pfeffer nach Geschmack

Die Zubereitung für das Petersiliengrün-Pesto folgt dem gleichen Vorgehen wie das Kohlrabi-Pesto. Die Petersilie ist bekannt für ihren würzigen Geschmack und passt perfekt zu vielen Gerichten. Mit diesem Rezept kannst du ein frisches und schmackhaftes Pesto herstellen, das den intensiven Geschmack von Petersiliengrün perfekt einfängt und in verschiedenen Gerichten vielseitig verwendet werden kann.

Rote Beete Pesto:

Zutaten:

- 2 mittelgroße Rote Beete (gekocht oder vorgegart), geschält und in Stücke geschnitten

- 50 g geröstete Walnüsse

- 50 g frisch geriebener Parmesan oder Pecorino

- 2 Knoblauchzehen, geschält

- Saft von 1/2 Zitrone

- 100 ml Olivenöl (extra vergine)

- Salz und Pfeffer nach Geschmack

Zubereitung:

1. Die gekochten oder vorgegarten Roten Beete-Stücke in einem Mixer oder einer Küchenmaschine zerkleinern.

2. Die gerösteten Walnüsse grob hacken.

3. Die zerkleinerten Rote Beete-Stücke, geröstete Walnüsse, geriebenen Parmesan oder Pecorino, Knoblauchzehen und Zitronensaft in den Mixer geben.

4. Alles zu einer groben Paste pürieren.

5. Während des Mixens das Olivenöl langsam hinzufügen, bis das Pesto die gewünschte Konsistenz erreicht hat.

6. Das Rote Beete Pesto mit Salz und Pfeffer abschmecken und gegebenenfalls nach eigenem Geschmack nachwürzen.

7. Das fertige Rote Beete Pesto in saubere Einmachgläser füllen und die Gläser gut verschließen.

8. Die Gläser mit dem Rote Beete Pesto im Kühlschrank aufbewahren.

Kräuteröle

Basilikum Öl

Zutaten:

- 2 Tassen frische Basilikumblätter
- 1 1/2 Tassen Olivenöl
- Optional: 1 Knoblauchzehe (geschält), für eine zusätzliche Note

Zubereitung:

1. Die frischen Basilikumblätter gründlich waschen und trocken tupfen.
2. Falls gewünscht, die Knoblauchzehe schälen.
3. Die Basilikumblätter und gegebenenfalls die Knoblauchzehe in einen Mixer oder eine Küchenmaschine geben.
4. Das Olivenöl hinzufügen und alles zu einer feinen, gleichmäßigen Mischung pürieren.
5. Die Basilikumöl-Mischung durch ein feines Sieb oder ein Passiertuch gießen, um die festen Bestandteile herauszufiltern.
6. Das Basilikumöl in eine saubere und trockene Glasflasche oder ein Einmachglas füllen.
7. Die Flasche oder das Glas gut verschließen und das Basilikumöl an einem kühlen, dunklen Ort aufbewahren.
8. Das Basilikumöl ist sofort einsatzbereit und kann vielseitig verwendet werden, um Salate, Pasta, Pizza, Gemüse und vieles mehr zu verfeinern.

Tipp: Du kannst das Basilikumöl länger haltbar machen, indem du es vor dem Verschließen kurz erhitzen und dann abkühlen lässt. Dadurch werden potenziell vorhandene Keime abgetötet und das Öl bleibt länger frisch.

Knoblauchöl

Zutaten:

- 1 Tasse Olivenöl (extra vergine)
- 5-6 Knoblauchzehen, geschält und in dünne Scheiben geschnitten
- Optional: Getrocknete Chili-Flocken oder frische Kräuter nach Geschmack (z. B. Rosmarin oder Thymian

Zubereitung:

1. Das Olivenöl in einem kleinen Topf bei niedriger Hitze erwärmen.
2. Die dünn geschnittenen Knoblauchzehen in das erwärmte Olivenöl geben.
3. Optional kannst du getrocknete Chili-Flocken oder frische Kräuter hinzufügen, um dem Knoblauchöl zusätzliche Aromen zu verleihen.
4. Das Knoblauchöl bei niedriger Hitze für etwa 5-10 Minuten köcheln lassen, bis der Knoblauch leicht goldbraun und knusprig ist. Achte darauf, dass der Knoblauch nicht zu dunkel wird, da er sonst bitter werden kann.
5. Das Knoblauchöl vom Herd nehmen und abkühlen lassen.
6. Das abgekühlte Knoblauchöl durch ein feines Sieb oder ein Passiertuch gießen, um die festen Bestandteile zu entfernen.
7. Das Knoblauchöl in eine saubere und trockene Glasflasche oder ein Einmachglas füllen.
8. Die Flasche oder das Glas gut verschließen und das Knoblauchöl an einem kühlen, dunklen Ort aufbewahren.
9. Das Knoblauchöl ist sofort einsatzbereit und kann zum Verfeinern von Salaten, Pasta, Pizza, Gemüse und vielem mehr verwendet werden.

Tipp: Du kannst das Knoblauchöl auch länger haltbar machen, indem du es vor dem Verschließen kurz erhitzen und dann abkühlen lässt. Dadurch werden potenziell vorhandene Keime abgetötet und das Öl bleibt länger frisch.

Rosmarinöl

Zutaten:

- 1 Tasse Olivenöl (extra vergine)
- 2-3 Zweige frischer Rosmarin

Zubereitung:

1. Die Rosmarinzweige gründlich unter fließendem Wasser waschen und trocken tupfen.

2. In einer kleinen Pfanne das Olivenöl bei niedriger Hitze erwärmen.

3. Die Rosmarinzweige vorsichtig in das erwärmte Olivenöl geben.

4. Das Rosmarinöl bei niedriger Hitze für etwa 5-7 Minuten ziehen lassen. Achte darauf, dass das Öl nicht zu heiß wird, da der Rosmarin sonst verbrennen kann und einen bitteren Geschmack entwickeln könnte.

5. Das Rosmarinöl vom Herd nehmen und abkühlen lassen.

6. Die abgekühlten Rosmarinzweige aus dem Öl entfernen und das Rosmarinöl in eine saubere und trockene Glasflasche oder ein Einmachglas füllen.

7. Die Flasche oder das Glas gut verschließen und das Rosmarinöl an einem kühlen, dunklen Ort aufbewahren.

8. Das Rosmarinöl ist sofort einsatzbereit und kann zum Verfeinern von Salaten, Gemüse, Fleischgerichten und vielem mehr verwendet werden.

Tipp: Du kannst das Rosmarinöl länger haltbar machen, indem du es vor dem Verschließen kurz erhitzen und dann abkühlen lässt. Dadurch werden potenziell vorhandene Keime abgetötet und das Öl bleibt länger frisch.

Gewürzmischungen

Mediterrane Kräutermischung

Zutaten:

- 3 EL getrocknete Oregano-Blätter
- 3 EL getrocknete Basilikum-Blätter
- 2 EL getrocknete Thymian-Blätter
- 2 EL getrocknete Rosmarin-Nadeln
- 2 EL getrocknete Majoran-Blätter
- 1 EL getrocknete Petersilie
- 1 EL getrocknete Minze
- 1 EL getrocknete Salbeiblätter
- 1 EL getrocknete Zitronenschale (optional)

Zubereitung:

1. Alle getrockneten Kräuter und die optionalen Zutaten in einer Schüssel vermischen.
2. Die Kräutermischung in ein luftdicht verschließbares Glas oder eine Gewürzdose füllen.
3. Das Glas oder die Gewürzdose gut verschließen und an einem kühlen, trockenen und dunklen Ort aufbewahren.

Tipp: Die Mediterrane Kräutermischung ist eine vielseitige Gewürzmischung, die den typischen Geschmack der mediterranen Küche einfängt. Du kannst die Kräutermischung für viele Gerichte verwenden, wie zum Beispiel für Pasta- und Pizzasaucen, gegrilltes Gemüse, Fleisch, Fisch, Salate und vieles mehr. Sie verleiht deinen Speisen den aromatischen und würzigen Geschmack der mediterranen Kräuter und ist eine wunderbare Möglichkeit, mediterrane Aromen in deiner Küche zu genießen.

Zitronen-Pfeffergewürz

Zutaten:

- 2 EL schwarze Pfefferkörner

- 2 EL weiße Pfefferkörner

- 1 EL rosa Pfefferkörner

- 2 EL getrocknete Zitronenschale (oder frisch abgeriebene Schale von 2 Zitronen)

- 1 EL Meersalz oder grobes Salz

Zubereitung:

1. Die schwarzen, weißen und rosa Pfefferkörner in einer Pfanne ohne Öl bei mittlerer Hitze leicht rösten, bis sie duften. Achte darauf, dass sie nicht verbrennen.

2. Die gerösteten Pfefferkörner abkühlen lassen und anschließend in einem Mörser oder einer Gewürzmühle grob mahlen. Du kannst auch einen Mörser und Stößel verwenden, um die Pfefferkörner zu zerstoßen.

3. Die getrocknete Zitronenschale (oder die frisch abgeriebene Schale) und das Meersalz zu den gemahlenen Pfefferkörnern geben und gut vermischen.

4. Das Zitronen-Pfeffergewürz in ein luftdicht verschließbares Glas oder eine Gewürzdose füllen.

5. Das Glas oder die Gewürzdose gut verschließen und an einem kühlen, trockenen und dunklen Ort aufbewahren.

Tipp: Das Zitronen-Pfeffergewürz verleiht deinen Gerichten eine köstliche und erfrischende Note. Du kannst es zum Würzen von Fisch, Geflügel, Salaten, Gemüse und vielen anderen Speisen verwenden. Es bringt eine feine Zitronennote mit einer angenehmen Schärfe des Pfeffers und Salz in deine Gerichte. Experimentiere mit dieser vielseitigen Gewürzmischung und verleihe deinen Speisen einen Hauch von Zitrusfrische und Pfeffergeschmack.

Buschettagewürz

Bruschetta ist eine köstliche italienische Vorspeise, die aus geröstetem Brot mit Tomaten, Knoblauch, Olivenöl und frischen Kräutern besteht. Hier ist eine leckere Gewürzmischung, die du für deine Buschetta verwenden kannst:

Zutaten:

- 1 EL getrocknete Basilikumblätter
- 1 EL getrockneter Oregano
- 1 EL getrockneter Thymian
- 1 EL getrocknete Petersilie
- 1 TL Knoblauchpulver
- 1 TL Zwiebelpulver
- 1/2 TL Salz
- 1/4 TL schwarzer Pfeffer

Zubereitung:

1. Alle getrockneten Kräuter und Gewürze in einer Schüssel vermischen.
2. Das Buschettagewürz in ein luftdicht verschließbares Glas oder eine Gewürzdose füllen.
3. Das Glas oder die Gewürzdose gut verschließen und an einem kühlen, trockenen und dunklen Ort aufbewahren.

Tipp: Das Buschettagewürz ist eine köstliche Gewürzmischung, die den typischen Geschmack der mediterranen Kräuter perfekt einfängt. Du kannst es für Buschetta verwenden, indem du etwas Olivenöl über geröstetes Brot träufelst und dann das Buschettagewürz darüber streust, bevor du die Tomaten und den Knoblauch hinzufügst. Diese Gewürzmischung kann aber auch für andere mediterrane Gerichte wie Pasta, Salate oder Fleischgerichte verwendet werden, um ihnen einen Hauch italienischer Aromen verleihen

hausgemachtes Rindsuppenpulver

Zutaten:

- 100 g getrocknete Rindfleischbrühe (Rinderbrühe)
- 2 EL getrocknete Zwiebelflocken oder getrockneter Zwiebelpulver
- 2 EL getrocknete Karottenstücke oder getrocknete Karottenpulver
- 2 EL getrocknete Sellerieblätter oder getrockneter Selleriepulver
- 2 EL getrocknete Petersilie
- 1 EL getrockneter Knoblauch oder Knoblauchpulver
- 1 TL getrockneter Thymian
- 1 TL getrockneter Rosmarin
- 1 TL getrockneter Majoran
- 1 TL getrockneter Lorbeerblatt (gemahlen)
- 1 TL Salz (nach Geschmack auch reduziertes oder alternatives Salz)

Zubereitung:

1. Alle getrockneten Zutaten in einem Mixer oder einer Gewürzmühle fein zerkleinern, bis eine gleichmäßige Pulvermischung entsteht.
2. Das Rindsuppenpulver in eine Schüssel geben und das Salz hinzufügen. Gut vermischen.
3. Das hausgemachte Rindsuppenpulver in ein luftdicht verschließbares Glas oder eine Gewürzdose füllen.
4. Das Glas oder die Gewürzdose gut verschließen und an einem kühlen, trockenen und dunklen Ort aufbewahren.

Tipp: Das hausgemachte Rindsuppenpulver ist ideal, um schnell und einfach Rindfleischbrühe zuzubereiten. Gib einfach einen Esslöffel des Pulvers in heißes Wasser, rühre gut um und lass es kurz köcheln. Verwende diese schmackhafte Rindsuppenbrühe als Grundlage für Suppen, Eintöpfe, Saucen und andere herzhafte Gerichte. Die natürlichen Zutaten in diesem Pulver verleihen deinen Gerichten einen authentischen Rindfleischgeschmack ohne künstliche Zusatzstoffe oder Geschmacksverstärker.

hausgemachtes Gemüsesuppen-Trockenpulver

Zutaten:

- 1 Tasse Karotten, getrocknet und fein gemahlen
- 1 Tasse Sellerie, getrocknet und fein gemahlen
- 1 Tasse Zwiebeln, getrocknet und fein gemahlen
- 1 Tasse Lauch, getrocknet und fein gemahlen
- 1 Tasse Erbsen, getrocknet und fein gemahlen
- 1 Tasse Tomaten, getrocknet und fein gemahlen
- 1 TL getrockneter Thymian
- 1 TL getrockneter Oregano
- 1 TL getrocknetes Basilikum
- 1 TL getrocknete Petersilie
- 1 TL getrockneter Knoblauch
- 1 TL Salz (nach Geschmack auch reduziertes oder alternatives Salz)
- 1/2 TL schwarzer Pfeffer

Zubereitung:

1. Alle getrockneten Zutaten und Gewürze in einer Schüssel vermischen.
2. Das Gemüsesuppen-Trockenpulver in ein luftdicht verschließbares Glas oder eine Gewürzdose füllen.
3. Das Glas oder die Gewürzdose gut verschließen und an einem kühlen, trockenen und dunklen Ort aufbewahren.

Tipp: Das hausgemachte Gemüsesuppen-Trockenpulver ist eine praktische und vielseitige Gewürzmischung, die du jederzeit für die Zubereitung von Gemüsesuppen verwenden kannst. Gib einfach einen oder zwei Esslöffel des Pulvers in heißes Wasser, rühre gut um und lass es kurz köcheln. Du kannst nach Belieben frisches Gemüse oder Nudeln hinzufügen, um deine Gemüsesuppe noch herzhafter zu gestalten. **Zusammenfassung**

Lagerung und Haltbarkeit der zuvor bearbeiteten Rezepte:

Die selbstgemachten eingemachten Köstlichkeiten sind nicht nur lecker, sondern auch praktisch, da sie über einen längeren Zeitraum haltbar sind. Hier sind einige Tipps zur richtigen Lagerung und Haltbarkeit der verschiedenen Rezepte:

1. Eingemachte Gemüse und Saucen im Glas: Nachdem du die Gläser mit den eingemachten Gemüsen oder Saucen verschlossen hast, ist es wichtig, sie an einem kühlen, dunklen und trockenen Ort aufzubewahren, wie zum Beispiel einem Vorratsschrank oder Keller. Die haltbaren Köstlichkeiten können so gut gelagert werden und sind meist für mehrere Monate genießbar. Achte darauf, dass die Gläser dicht verschlossen sind, um eine längere Haltbarkeit zu gewährleisten. Nach dem Öffnen sollten die Gläser im Kühlschrank aufbewahrt und innerhalb weniger Tage verbraucht werden.

2. Fermentierte Lebensmittel: Fermentierte Köstlichkeiten wie Sauerkraut, saure Gurken oder Kimchi sind besonders haltbar und können über mehrere Monate im Kühlschrank gelagert werden. Die kühle Umgebung verlangsamt den Fermentationsprozess und hält die Geschmacksqualität aufrecht. Achte darauf, dass die Lebensmittel immer vollständig mit Flüssigkeit bedeckt sind, um mögliche Schimmelbildung zu vermeiden.

3. Eingelegte Lebensmittel: Eingelegte Köstlichkeiten wie Essiggurken, Zwiebeln oder Paprika sollten ebenfalls in dicht verschlossenen Gläsern gelagert werden. Der Essig wirkt als natürliches Konservierungsmittel und sorgt für eine längere Haltbarkeit. Die Gläser sollten an einem kühlen und dunklen Ort aufbewahrt werden, und nach dem Öffnen im Kühlschrank gelagert und zeitnah verbraucht werden.

4. Tomatensaucen und Ketchup: Selbstgemachte Tomatensaucen und Ketchup können in gut verschlossenen Gläsern ebenfalls mehrere Monate haltbar sein. Lager sie an einem kühlen und dunklen Ort. Nach dem Öffnen im Kühlschrank aufbewahren und innerhalb weniger Tage verbrauchen.

5. Lagerung und Qualität: Es ist wichtig, die Gläser regelmäßig auf Beschädigungen oder Undichtigkeiten zu überprüfen. Wenn ein Glas beschädigt ist oder der Deckel nicht richtig verschließt, sollte der Inhalt sofort verbraucht oder entsorgt werden, um eine mögliche Kontamination zu vermeiden. Darüber hinaus kann sich die Qualität der eingemachten Köstlichkeiten im Laufe der Zeit leicht verändern. Achte auf Veränderungen wie Geruch, Farbe oder Geschmack und verwerfe verdächtige Gläser.

Indem du diese einfachen Lagerungstipps beachtest, kannst du sicherstellen, dass deine selbstgemachten eingemachten Köstlichkeiten ihre Qualität und den köstlichen Geschmack über einen längeren Zeitraum behalten. So hast du immer leckere Beilagen und Saucen zur Hand, um deine Gerichte zu verfeinern!

Kreative Etikettierung: Persönliche Note für selbstgemachte Köstlichkeiten

Wenn du deine eingemachten Gemüse, Saucen oder fermentierten Leckereien verschenken möchtest oder einfach nur eine besondere Note hinzufügen möchtest, sind individuell gestaltete Etiketten eine großartige Idee.

1. Handgeschriebene Etiketten: Nutze handgeschriebene Etiketten, um deinen eingemachten Köstlichkeiten eine charmante und persönliche Note zu verleihen. Du kannst verschiedene Schriftarten, Farben und Stile verwenden, um den Etiketten eine individuelle Handschrift zu geben.

2. Kreative Symbole und Illustrationen: Füge den Etiketten kreative Symbole oder Illustrationen hinzu, die das jeweilige Rezept oder den Geschmack der Köstlichkeit repräsentieren. Ein kleines Gemüse-Symbol für eingelegtes Gemüse oder ein Teller-Symbol für Tomatensauce können das Etikett lebendig wirken lassen.

3. Namensgebung: Gib deinen eingemachten Köstlichkeiten kreative Namen und schreibe sie auf die Etiketten. Überlege dir beispielsweise fantasievolle Bezeichnungen wie "Omas Zauberkraut" für eingelegtes Sauerkraut oder "Feurige Paprika-Liebe" für scharfe eingemachte Paprikaschoten.

4. Zitate und Sprüche: Verwende auf den Etiketten inspirierende Zitate, Sprüche oder kleine Anekdoten, die deine eingemachten Kreationen und ihre Bedeutung für dich oder den Empfänger beschreiben. Dadurch wird das Geschenk noch persönlicher und berührender.

5. Dekorative Materialien: Dekoriere die Etiketten mit kleinen Materialien wie getrockneten Blumen, Kräutern oder Gewürzen. Du kannst sie einfach mit einem Band um das Glas binden oder direkt auf das Etikett kleben.

6. Handgemalte Etiketten: Wer künstlerisch begabt ist, kann die Etiketten auch handgemalt gestalten. Male kleine Gemüsemotive oder Muster, die zum Inhalt des Glases passen, und verleihe deinen eingemachten Köstlichkeiten dadurch eine einzigartige und künstlerische Note.

7. Vintage-Look: Kreiere einen nostalgischen Vintage-Look für deine Etiketten, indem du sie mit einem antiken Papierstil gestaltest und leichte Verfärbungen oder Abnutzungen hinzufügst. Dies verleiht den Etiketten eine charmante Retro-Ästhetik.

8. Persönliche Botschaften: Füge auf der Rückseite der Etiketten Platz für eine persönliche Botschaft oder eine kurze Anleitung zur Verwendung der eingemachten Köstlichkeiten hinzu. So zeigst du dem Empfänger, wie besonders und einzigartig das Geschenk ist.

Die kreative Etikettierung ist eine wunderbare Möglichkeit, deine selbstgemachten Köstlichkeiten zu individualisieren und sie zu einem besonderen Geschenk oder Highlight auf deinem Esstisch zu machen. Lass deiner Fantasie freien Lauf und gestalte einzigartige Etiketten, die deine eingemachten Kreationen noch einzigartiger und liebevoller machen!